U0010395

性功能保養不必大聲說，但一定要小心呵護！

男人的 【最新修訂版】
性功能與保健

**105個關於男性勃起、早洩、性慾異常等，
最新檢查、治療與預防的保健知識問題。**

新光吳火獅紀念醫院 外科部主任
輔仁大學醫學院泌尿科教授

黃一勝 醫師◎著

晨星出版

關心自己的「性和生殖器官」，
本來就是很自然的一件事。

■ 杏陵醫學基金會執行長＼台灣性教育學會名譽理事長＼台灣師範大學名譽教授　晏涵文

　　性功能扮演著影響健康人生的重要角色。長期以來，人們認為性是骯髒、不道德和羞恥的，只可以偷偷地做，不可以公開地說，更遑論「科學研究」和「系統教學」。所以，性教育一直未受到教育界應有的重視。

　　華人社會對「性」缺乏坦承的溝通，多經由道聽途說、以訛傳訛。對性的無知和誤解，導致不健康的人生和不愉快的婚姻增多，以致造成日益嚴重的社會問題。

　　關心自己的身體健康，本來就是很自然的一件事。性和生殖器官，對女性而言，因與懷孕、生產、避孕等多項功能連在一起，常受到人們比較多的關注，相關的教導與書籍也較多。相對地，針對男性這方面的相關書籍則較少。

　　男性的性和生殖器官，也同時與泌尿器官有關，其相關的議題和問題也不少。男性進入青春期後，性生理明顯的發育及變化，瞭解性器官的生理及第二性徵的發育，是性教育不可或缺的一環。幫助青春期的男生對自己的生長發育有正確的認識，健康而坦然的面對生理問題及親密關係，並瞭解其重要的保健知識，避免錯誤的性觀念，這是非常重要的一件事。

　　而對性功能強弱和功能障礙，如：陽痿、早洩，則以青壯年男性特別關注。過去在許多不同的諮商管道，均以擔心性功能為主，尤其是坊間有許多道聽途說的迷思傳播。

　　到了中老年，這個問題更是有增無減，通常在男性老年人的

聊天，多數離不開排尿順暢的問題和困擾。甚至有此一說，例如：50歲的男性，一半有攝護腺肥大的問題，60歲約60%，70歲約70%，以此類推，可想而知問題的嚴重。

本人早期從事家庭計畫工作，接觸「性與生殖」議題。在美進修時，修習人類性學與性教育課程，博士論文更以性教育為主題。返回台師大健康促進與衛生教育學系任教後，亦長期從事性教育教學與研究工作40餘年。30多年前我就在中國時報撰寫「性、愛、婚姻」專欄，推廣及鼓吹性教育。

本書作者黃一勝醫師係多年好友。在20多年前成立台灣性教育學會，黃醫師多次被選為理事，對性教育推廣貢獻良多。黃醫師係為台灣知名泌尿科醫師，長期從事泌尿、男性醫學及手術之餘，仍念念不忘其推廣性教育的初衷，撰寫《男人的性功能與保健》一書。不僅介紹男性一定要知道的基礎知識外，還對逆行射精、陰莖異正勃起和性慾異常也多所說明。

黃醫師希望藉由深入淺出的文字、問答的方式、協助歸類，並以大量的插圖，幫助各年齡的男性民眾，瞭解自己的身體。當然女性社會大眾也可認識自己的另一半。「預防勝於治療」防治觀念和知識非常重要，如果已經有某些健康上的困擾，藉由本書的說明也可解答許多疑惑。不過，已有相關疾病，還是要盡快找泌尿科醫師就診。

有機會在出國之前，詳細拜讀了黃醫師的新作，極為樂意向大家推薦這本好書，且推廣之！

男性現代文明病
──「性功能障礙」

■ 前國立陽明大學校長∕國立陽明大學榮譽教授　張心湜

　　男性性功能障礙是一種文明病，包括性慾障礙、勃起障礙、性交障礙及射精障礙等，40年前當我升任泌尿外科主治醫師時，門診病人中很少有這類病人，兩年後我去了紐約的長老教會醫院（Presbyterian Hospital）進修，發現他們泌尿外科門診病人中，這類病人驚人的多，我這方面的知識和經驗與該院的泌尿外科醫師差距太大，因此不得不痛下決心，努力向他們學習。

　　因此讓我在這方面治療的經驗長進很多，當我歸國時，我的老闆 Dr.Lattimer 教授贈送我 30 副半硬式人工陰莖（Semirigid penile prosthesis），我都免費替這類有需要的病人手術植入，成為我國最早做這種手術的泌尿外科醫師之一。

　　在我的門診中，病人除了有性功能障礙會尋求我的診斷與治療之外，有很多病人或家屬也常為自己或家人詢問有關性功能或生殖方面的問題，我都樂意且詳盡的為他們解說，過去如此，現在也一樣。所以我深深感覺我們的性教育推廣是有進步，但要加強的地方還很多，尤其是生殖器官的解剖、正常的性功能、性生理、性心理、夢遺等等問題。

　　新光紀念醫院外科部主任黃一勝教授約 7 年前在他擔任台灣泌尿科醫學會理事長任內完成了一本《泌尿科疾病衛教手冊》的書，非常實用，5 年前又完成了一本《男人的性功能與保健》一書，如今修訂版內容同樣精彩，同樣是以深入淺出的文字及卡通插畫方式，讓一般普羅大眾很容易了解，對住院醫師的訓練也非常有幫助，這本書非常值得推薦。

不要再迷信偏方廣告，
用現代知識做現代診療吧！

■ 輔仁大學校長＼台北醫學大學醫學院教授　**江漢聲**

　　「男性性功能障礙」是社會普遍存在的一個問題，在以往沒有特效藥的時代，民眾求諸偏方，甚至以訛傳訛，所以台灣在廣播文化中，賣壯陽藥也形成了一個特色人氣，報紙網路廣告令人觸目驚心，雖然誇大會處以罰金，但沒有人會怕。據說廣告愈大銷路愈好，可見有這方面隱疾又忌醫的人口有多龐大。

　　越是如此性教育就顯得特別重要，早期我和從事衛生教育的教授們共組了性教育協會，而我們當時所校的一本書《金賽性學報告》也曾暢銷到 18 萬 5 千本，可見民眾對這難以啟口的「性」是多麼需要正確的知識！

　　然而在威而鋼（Viagra）上市之後，性功能的診療有了革命性的改變，當時有人誤以為所有的男性性功能障礙都將要被解決了；事實上在 20 幾年後的今天，除了讓許多病人可以堂而皇之找醫師看病之外，這類的病人不僅沒有減少，反而更需要正確的知識來使用藥品，瞭解如何在生活中和伴侶配合。

　　最近對於男性性功能障礙也融入了男性睪固酮低下（即所謂男性更年期）的概念，和代謝症候群的三高息息相關，而且對有廣大人口的男性早發性射精（俗稱早洩）也出現了有效藥物，所以民眾更需要這些新知的教育。

　　我們在台灣男性醫學會裡成立了性功能障礙諮詢委員會（Sexual Dysfunction Advisory Committee，SDAC），並經常舉辦各種活動，就是為了男性性功能障礙的病人拓展各種資源。

本書的作者黃一勝醫師和我在「性教育協會」、「男性醫學會」、「性功能障礙諮詢委員會」都是一起努力的好伙伴，我們對台灣男性性功能障礙的診療，研究都曾經緊密地合作過。

　　今天，黃醫師能把這議題的經驗、新知、以及病人要注意的重點寫成鉅細靡遺的好書，實在令人感佩，也是性功能障礙病人的最大福氣。即使尚有許多人鼓不起勇氣看醫師，但他們也可以從這本書中得到解惑，改變生活，自我診療等的最大參考。

　　所以我很願意把這本書推薦給所有有性功能障礙的病人，不要再迷信偏方廣告，用現代的知識做現代的診療。也祝福各位讀者從這本書中找尋到人生的春天！

生病時要找好醫師，
不想生病要看好醫師寫的書！

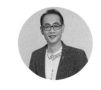

■ 格林文化發行人　郝廣才

千金難買什麼？

早知道！

為什麼有人早知道，有人晚知道？

性格主動的人早知道，性格被動的人晚知道！

主動的人改變自我，改變世界；被動的人受限自我，被世界改變！

落在健康方面，兩者怎樣分別？

主動的人不會等生病才看醫師，他會提前部署，尋找健康相關的資訊，建立健康的習慣，預防自己生病。被動的人有症狀還懶得看醫師，他要等有病痛才來看醫師。

尋找健康資訊最好的方法是什麼？

看書，看好醫師寫的書！

為什麼是看書？上網不是更方便，又不要錢。但根據調查，在網上的醫療資訊充滿了假、錯、亂！光是 Facebook 有關醫療健康的資訊，高達 84% 是假的！很多醫療單位和醫師，一再呼籲 Facebook 要控管，因為錯誤的醫療資訊會危害人命。但 Facebook 愛莫能助，因為他們不是醫師，不具專業能力，怎麼有能力判斷真假？

醫院本身都缺醫師，哪有多餘的人才、人力去管網路訊息？而且這類假訊息五花八門，使用的語言繁多，要 Facebook、

Google 出手，嘴巴說願意努力，其實根本沒有能力！

　　書跟網上的資訊不同，書有作者署名，誰寫的誰要負責，白紙黑字跑不掉。不像網上流傳的資訊，傳的人未必有惡意，但他不用負責，所以隨便、輕忽。書要負責的，尤其是醫療健康的書，更是格外嚴謹、慎重！

　　人是很矛盾的動物，越在意、越要緊的健康知識，越不從正規管道取得，偏偏從歪路得來。起點不同，終點也不同，歪打怎麼會正中？誤打怎麼會誤中？哪有喝毒藥、吃錯藥會變活更久的事？所以生病要看好醫師，不想生病要看好醫師寫的書！

　　黃一勝大夫就是我相識，醫術高明還會寫好書的好醫師。他寫的書很好看，好看是指容易讀，容易懂，容易做。性功能這個關係人生幸福、終身快樂的大事，有這麼好的書，怎麼可以不買來認真看！而且現在人的壽命越來越長，保健身體哪有嫌太早？只怕晚了錯失保健的黃金時期！

　　性功能保養不必大聲說，但一定要小心呵護！誰越早看黃大夫寫的書，誰就越晚需要黃大夫高明的醫術！

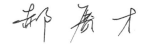

征服男性性功能障礙，
找回性福新生活

■ 新光吳火獅紀念醫院 外科部主任／輔仁大學醫學院 泌尿科教授　黃一勝

　　執業泌尿科醫師已有 37 年，在這段歲月，治療過無數性功能障礙的病人，包括勃起功能障礙（俗稱陽痿），早洩和睪固酮低下症（俗稱男性更年期）。拜醫學之進步和科技的突破，接受過治療的病人絕大部分都非常滿意治療的效果；這些經驗，個人覺得很值得把它寫下來。

　　此外，成為泌尿科醫師，不論在醫院，在一般場合，有更多機會被詢問有關性功能的問題，例如小孩包皮要不要手術？年輕人自慰會不會傷身？已經 80 歲的老年人是不是還可以行房？多久一次？看似簡單，但對當事人卻非常重要，而且常常很困擾，所以也是值得以專業的立場，發表一些看法，希望對一般民眾有幫助。就是這兩股動力，推動我在行醫之餘，將各個有趣的問題，做一些整理、回答，而完成了這一本書。

　　認識生殖泌尿系統和培養性知識、性觀念，在這幾年經由性教育的推動和加強，一般民眾已有長足的進步，但無可否認，還是不足。因此本書在開宗明義，就對男性生殖泌尿系統、生理機能、勃起功能機轉、內分泌、糖尿病、藥物、酒精、年齡等各種因子，對性器官的影響做清楚的介紹，期望以深入淺出的文字和淺顯易懂的卡通圖，讓有興趣的人士，有一個清楚的概念。

　　勃起功能障礙困擾著男性幾千年，當我是醫學生時，教科書都明白告訴我們大多數的病人都是心理問題造成的，也就是心因性病因。在 20 世紀九〇年代，由於診斷技術的精進，80％ 以上

的病人都可以找到病因，心因性病人只剩 20%。

1998 年威而鋼上市後，更是顛覆勃起功能障礙的治療，絕大部分的病人（不論病因）都能有效的治療。威而鋼無效的病人，再借助海綿體注射和陰莖假體植入術，大都能讓病人恢復往日雄風，一償宿願。本書除將這一段性醫學發展史，一一陳述，更將最近為醫界重視，病人能接受的最新治療方法，也就是負壓助勃器及低能量體外震波治療作最新的介紹，相信是耳目一新，也提供有需要的人士一個治療的選擇。

早洩的問題也是一個與歷史同久遠的男性困擾，古今中外也都有各種不同的診斷定義及治療方式。治療的效果隨著病人的就醫積極度、醫師的投入及努力而有不同，但都不是那麼令人滿意而讓醫病雙方都有蠻大的挫折感。2010 年，Dapoxetine（Priligy®, 必利勁）上市之後，早洩的治療又是一個革命性的突破，病人、醫師對這一難纏的疾病也就更能得心應手的治療。

性慾的異常（低落或亢進），大都跟男性荷爾蒙有關，更是新世代男性的困擾，尤其是 21 世紀，男性壽命的延長，時代巨輪的脈動快速，讓男性在家庭、社會、職場的環境中心力交瘁、疲憊不堪，當然性慾就非常低落了。有人歸納是不是男人也有更年期，在 40 歲以後就悄悄地進入男性更年期的時空了。如何診斷性慾的異常，如何治療，本書都有詳細的解析，相信對自己的體內環境、男性荷爾蒙與各個器官的相互關係有更進一步的認識。

其它較罕見的性功能問題，包括血精、逆行性射精、遺精和不射精，本書也藉這次機會，作一完整的整理和介紹，可說是在台灣第一次以中文呈現的專書，希望對國人的醫學常識、健康教

育有一些貢獻。

　　本書能獲泌尿科界大老，張心湜教授、江漢聲教授的審視，更為序推薦，是對本書的肯定及讚揚。兩位前輩在個人進入泌尿科界以後，時時指導勉勵，亦師亦友，可說是我在專業領域中能有貢獻的最大助力。也要感謝杏陵醫學基金會執行長晏涵文教授的潤飾斧正，晏教授是台灣性教育之父，他一輩子對幼童、中學生、大學生及社會民眾性教育的推動不遺餘力，個人有幸在台灣性教育協會擔任 3 屆理事，深受晏教授言教、身教的影響極大。所以本書在性功能的介紹，衛生教育的著墨，大都遵循晏教授的期望和願景，期望本書能成為台灣的衛教老師在教導性教育的重要參考書籍。

　　格林文化發行人郝廣才先生是我的知己好友，他是中華民國台灣作家，著有大量兒童及青少年圖畫書，美國《出版人週刊》尊他為「台灣與國際繪本界接軌的推手」，擅長用說故事的方式，探討人生中的重要課題。廣才兄認為「閱讀是最好的遊戲」，更堅持每一本書都要用心製作。拙作在一偶然的機會，有幸請他審視並予評論；感謝他在百忙之中，更為文作序，盛讚這是「一本好醫師寫的好書」，人人都要看，更要早一點看，因為性功能關係人生幸福，「性功能保養不必大聲說，但一定要小心呵護」，確是至理名言，更是實務之要。

　　最後感謝晨星出版社的主編莊雅琦小姐，執行編輯吳怡蓁小姐和幕後美編團隊的協助。

目　錄

男性一定要知道的基礎知識　19

PART 2 勃起功能障礙（俗稱陽痿） 67

PART 3　早洩　111

PART 4　遺（滑）精　135

血精 155

不射精 167

PART 7 逆行性射精　193

PART 8 陰莖異正勃起（Priapism）　211

PART 9 性慾異常　227

PART

1

男性一定要知道
的基礎知識

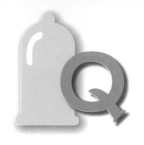

男性生殖系統與構造

　　男性生殖系統包括睪丸、生殖管道、附屬腺和外生殖器等結構，而人類精子輸送路徑為：

> 睪丸→副睪→輸精管→尿道→體外。

睪丸

　　睪丸是男性生殖器官的一部分，在陰囊內左右各一個，呈橢圓球形，每一個重量約 10 ～ 20 克，睪丸可能會有不對稱的情形，有一邊下垂多一點。

　　睪丸的主要功能是產生精子和雄性激素（睪固酮）。

生殖管道

副睪

　　陰囊中左右各有一個呈半月形的副睪，分為頭部、體部及尾部三個部分。副睪是由許多睪丸輸精小管合併而成的一根總管道，全長可以達約 4 ～ 6 公尺。精子在副睪發育、成熟並且貯藏。

　　換句話說，由睪丸製造的精子會先儲存至副睪，並在此繼續成熟。所有哺乳動物的精子，都必須經過副睪才能夠成熟，大約需要 14 天左右。當精子儲存於副睪內時，會從副睪的上皮細胞分泌液中攝取營養，達到成熟與獲得運動的能力。

輸精管

輸精管由壁厚腔小的肌肉組成，從副睪延續出來左右各一條，由副睪下端向上，經過陰囊穿過腹股溝進入骨盆腔內，末端與精囊的排泄管匯合成射精管，開口於尿道。

輸精管在陰囊和陰囊上方的皮膚表面就可觸摸到，因此就結紮手術來說，「輸精管結紮術」的安全性與方便性比「輸卵管結紮術」高出許多。

射精管

射精管是人體內生殖管道的一部分，左右各一，由輸精管末端之壺腹和精囊匯合而形成。射精管的末端會斜插入攝護腺內，開口位於尿道攝護腺部，有噴射精液的功能。

附屬腺

精囊

精囊位於膀胱底後方，為成對長橢圓形的囊狀器官，左右各一個，精囊的排泄管與輸精管末端合成射精管。精囊會製造精囊液，是組成精液的主要成分。

攝護腺

攝護腺是男性特有的性腺器官，由腺組織和肌組織構成的實質器官，形狀像是栗子，外面有筋膜包繞，稱為攝護腺囊。攝護腺是具有內、外雙重分泌功能的腺體。以外分泌腺來說，攝護腺每天分泌約 2ml 攝護腺液，是構成精液主要成分，有30％的精液來自攝護腺液。此外，攝護腺液還具有抗菌、保護尿道的功能；以內分泌腺來說，攝護腺分泌攝護腺素，是一種

荷爾蒙。

　　由於攝護腺的底朝上與膀胱相貼，尖朝下與泌尿生殖膈相鄰，前面和恥骨相連，後面則是直腸，因此當發生攝護腺肥大的症狀時，可以進行肛門指診，藉此觸診攝護腺的背面。

　　此外，攝護腺體的中間有尿道穿過，也就是說，攝護腺如果發生病變，排尿就會先受到影響。例如，當攝護腺發生肥大時，就會壓迫尿道引起排尿困難。

尿道球腺部

　　尿道球腺部位於泌尿生殖隔內，如黃豆大小，深色的腺體，有一條長導管開口於陰莖部尿道，是三個附屬腺中最小的腺體，與排尿及射精都有關聯。

　　尿道球腺能分泌液體，當性興奮、陰莖勃起時，尿道球腺的分泌物就會進入尿道，這就是為什麼當性興奮開始時，即使還尚未射精，但尿道口會出現蛋清樣透明分泌物，而被誤認為是精液，這種分泌物具有潤滑尿道和龜頭的作用；雖然只占射出精液量的極少部分，但有時候會混有少量精液和精子，因此可能造成意外受孕。

精液

　　精液由精漿與精子構成，精子由睪丸產生，精漿則由攝護腺液、精囊液、附睪液和尿道球腺分泌的少量液體一起組成；精漿是輸送精子的介質，並且提供精子能量和營養，精漿中含有糖類和蛋白質，是精子的營養來源；此外，精漿中還含有攝護腺素和其他的酶類。

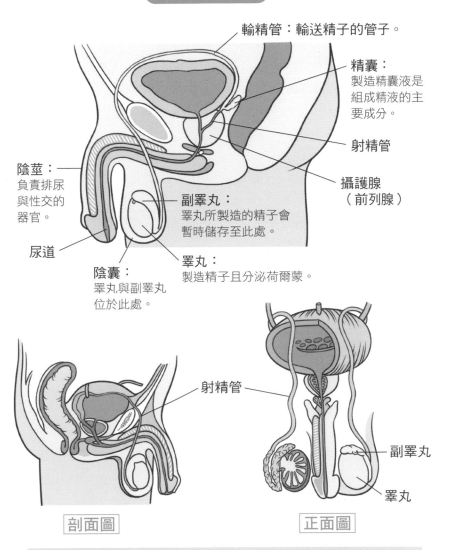

男性生殖構造

輸精管：輸送精子的管子。

精囊：
製造精囊液是
組成精液的主
要成分。

射精管

攝護腺
（前列腺）

陰莖：
負責排尿
與性交的
器官。

副睪丸：
睪丸所製造的精子會
暫時儲存至此處。

尿道

陰囊：
睪丸與副睪丸
位於此處。

睪丸：
製造精子且分泌荷爾蒙。

射精管

副睪丸

睪丸

剖面圖

正面圖

男性生殖器分為外生殖器和內生殖器。外生殖器是指陰莖和陰囊；
內生殖器包括睪丸、副睪、輸精管、精囊、尿道和前列腺。

外生殖器

陰囊

陰囊是雄性生殖系統陰莖根與會陰部之間的囊袋狀結構。外部有皮膚及平滑肌包覆，內部有兩個腔室，各有一個睪丸。陰囊具有良好的散熱功能，使睪丸有生產精子的良好條件。

陰莖

陰莖是男性外生殖器的一部分，也是性交的器官，平均長約 7～10 公分，進行房事時，海綿體會充血造成陰莖勃起，勃起時長度可以增加一倍，射精時陰莖會運送精子至女性體內。陰莖還內含尿道，可以在排尿時釋出尿液，在進行房事時釋出精液。

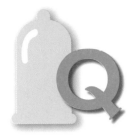

陰莖是由哪些組織構成的？

陰莖可以分為三個部分，包括陰莖根、陰莖體以及陰莖頭。

陰莖根

陰莖根部包括陰莖腳與陰莖球含有勃起組織，後端為陰莖腳，藏於陰囊和會陰部的深面，固定於恥骨和坐骨的下枝部，左右分別被坐骨海綿體肌與球海綿體肌所包覆。

陰莖球位於兩陰莖腳之間，尿道海綿體後端彭大處，固定在會陰膜的下方。

陰莖體

陰莖體為圓柱型，包括尿道海綿體和陰莖海綿體，以懸韌帶懸於恥骨聯合的前下方，幾乎被皮膚包覆，前端被龜頭包覆。

陰莖頭

也就是俗稱「龜頭」，為尿道海綿體前端的膨大處，同時也是尿道的開口處，是精液和尿液的共同出口。龜頭分布著豐富的神經，因此是整個陰莖最敏感的地方之一，很容易受到性刺激達到性高潮及射精。覆蓋於龜頭外的皮膚皺褶稱為包皮，包皮內側皮脂腺分泌物中含有溶菌成分，可以抵擋有害細菌，具有保護龜頭的功能。

龜頭後端的冠狀溝在排尿之後可能會有尿液沉積，尿垢容易滋生細菌、真菌，因此如果發生包皮過長，需要經常清洗包皮內側以及龜頭，以免誘發龜頭發炎。

　　就組織結構而言，陰莖則分為勃起組織、包覆海綿體之外的被膜和皮膚組織。

海綿體組織

　　陰莖的勃起組織為二條陰莖海綿體以及一條尿道海綿體。尿道海綿體位於陰莖腹側，體積較小，尿道穿行於尿道海綿體之內，末端膨大形成龜頭，也是尿道的開口處。

被膜及皮膚組織

　　在陰莖皮膚和海綿體之間為陰莖的被膜，由淺到深包括陰莖筋膜和白膜。

　　白膜包覆著每個海綿體的外周，而在二條陰莖海綿體相結合的白膜則形成陰莖中隔；此外，陰莖筋膜位於二條陰莖海綿體和一條尿道海綿體的表面。

　　陰莖的外表被皮膚組織包覆，基本上與身體其他部位的皮膚組織相似，但是沒有皮下脂肪，也沒有很多毛；比較特殊的是，陰莖皮膚深部由疏鬆結締組織構成，內有許多神經叢和血管；外陰部的汗腺很發達，真皮中含有環行及縱行平滑肌束；覆蓋陰莖的皮膚薄而且伸縮性很強，在龜頭部位的皮膚摺疊成雙層，形成包皮，具有保持龜頭表面柔軟濕潤和敏感的功能；在龜頭下方的包皮皺襞稱為包皮繫帶，是男性性敏感區之一。

解析陰莖

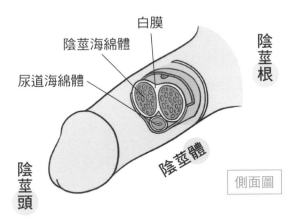

白膜

陰莖海綿體

尿道海綿體

陰莖根

陰莖體

側面圖

陰莖頭

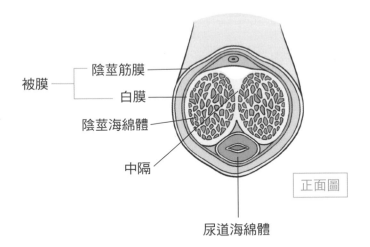

被膜

陰莖筋膜

白膜

陰莖海綿體

中隔

正面圖

尿道海綿體

陰莖的主要功能為排尿、勃起以便在性交時插入陰道、將精液射入陰道。

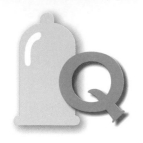

何謂男性性功能障礙？

　　一個正常男性的性功能包括：性慾、陰莖勃起、情慾高潮、性交射精和勃起消退等幾個階段，這些過程除了需要內分泌系統、神經系統、血管系統、生殖器官共同運作之外，還必須在精神、心理狀態都正常的情況下才能進行。

　　如果其中一個環節出現問題，就會導致性功能障礙，因此男性性功能障礙可說是一個複雜的心理和生理的反應。

　　臨床上，男性性功能障礙分為性慾下降、射精功能障礙以及勃起功能障礙；其中，射精功能障礙包括：早洩及延遲射精，而勃起功能障礙則包括：心因性、血管性、神經性、荷爾蒙性的性功能障礙。

　　根據臨床上的統計，40 歲以上的男性有將近 20 ～ 25 % 的人有勃起功能障礙，因此在現今社會中，性功能障礙是一個值得重視的議題。

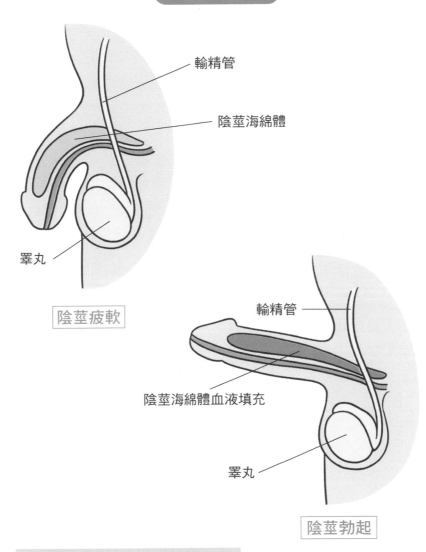

解析陰莖

輸精管

陰莖海綿體

睪丸

陰莖疲軟

輸精管

陰莖海綿體血液填充

睪丸

陰莖勃起

勃起功能要正常,需透過生理與心理
兩方面協調,才能維持最佳狀態。

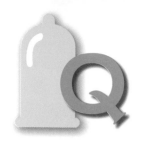

造成男性性功能障礙的原因是什麼？

　　人體各器官組織的功能會隨著年齡增長而逐漸退化，甚至出現各種退化性病變，導致疾病的發生。對男性來說，性功能衰退常是一項難以啟齒的疾病，而且也多是嚴重疾病的先兆。

　　性功能減退、性慾低下、勃起功能障礙、早洩、不射精、遺精、逆行性射精等，是常見的男性性功能障礙，不但會直接影響男性的自尊心，同時也對夫妻感情及家庭和諧造成威脅。臨床上，造成性功能障礙有以下幾種原因：

退化

　　50 歲以上的男性睪丸間質細胞會逐漸退化，造成睪固酮的分泌量下降；腦下垂體、腎上腺也發生變化，睪丸的容積也會相對減小。通常，70 歲以上的男人睪丸會縮小至 12 歲兒童睪丸的大小。

內分泌

　　雄性激素分泌不正常會造成男性在性行為方面產生障礙，例如性腺機能減退者、性慾降低，甚至發生勃起功能障礙的情形。而造成內分泌不正常的原因可能是工作壓力過大、營養不均衡、生活中的煩惱導致情緒波動起伏等因素。

疾病

　　男性罹患攝護腺炎、龜頭炎、精囊炎等泌尿系統的感染性疾病，如果沒有及時根治，都有可能引起性功能障礙，帶來生活上的困擾；此外，人體老化可能會造成許多慢性疾病，例如糖尿病、高血壓、高血脂、冠狀心臟症、肝硬化、下丘腦及垂體病變、甲狀腺機能亢進、血液疾病等，也都可能會引起性功能障礙；另一方面，有部分的神經性疾病會引起男性性功能障礙，包括脊髓病變、糖尿病神經病變、骨盆腔手術神經損傷、尿毒症以及攝入過多重金屬等情形，都有可能會導致勃起或射精障礙。

精神因素

　　有些男性到了中老年，雖然事業、家庭逐漸穩定，但體力方面也沒有年輕時候好，因此逐漸失去對性的性趣；或是有些中老年人認為年紀大了性生活應該減少，出現對性生活不重視的態度，也會逐漸喪失性慾，事實上，這種情形也可能誘發抑鬱等情緒上的其他疾病。

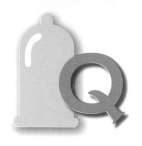

性功能障礙如何分類？

　　性功能障礙是屬於臨床症候群，病因比較複雜，一般來說，可以依照病因與時間、過程來分類。

病因分類

　　可分為器質性和心因性兩種。器質性的病因就是生理性的疾病問題。而心因性就如同字面意思是心理因素產生的問題。

時間分類

　　可以分為原發性與繼發性兩種，原發性指的是第一次性接觸就已經存在的性障礙，繼發性則是指性功能障礙發生前至少已經有過一次以上正常的性接觸。

過程分類

　　按照性行為的過程分為性慾障礙、勃起障礙、性交障礙、射精障礙和性感覺障礙。性功能障礙可能會發生在這些性過程中的任何一個環節；同時這種分類法是臨床上常用於診斷與治療的分類方式。

性功能障礙的分類

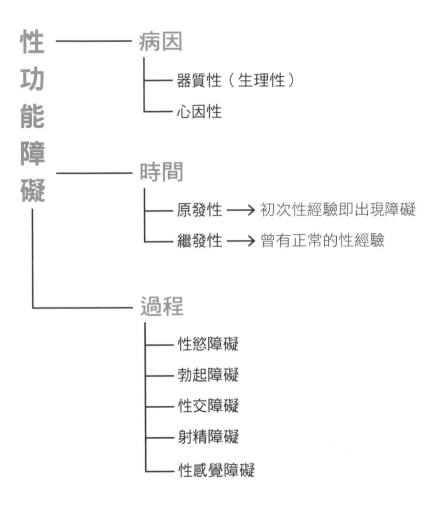

性功能障礙

病因
— 器質性（生理性）
— 心因性

時間
— 原發性 → 初次性經驗即出現障礙
— 繼發性 → 曾有正常的性經驗

過程
— 性慾障礙
— 勃起障礙
— 性交障礙
— 射精障礙
— 性感覺障礙

性功能障礙可依上述三類來進行分類，以釐清性功能障礙的類型。

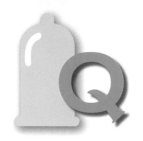

常見性功能障礙的症狀有哪些？

　　常見的性功能障礙如性慾障礙、勃起障礙、性交疼痛、射精障礙等，主要發生在性過程中。

性慾障礙

　　主要有性慾減退、性厭惡和性慾亢進三種，造成性慾障礙的原因可能是疾病造成的合併症，或是許多外在因素如壓力、學習、思想過度集中、疲勞等造成暫時性的的性慾減退。因此只有長期在正常刺激下也無法引起性慾，或是在同樣條件下性慾明顯減退的情形，才會被認定為無性慾或性慾低下。

勃起障礙

　　勃起障礙是最常見的性功能障礙，可分為勃起功能障礙跟陰莖勃起異常兩種：

勃起功能障礙（俗稱陽痿）

　　指的是男性陰莖不能勃起或勃起不堅、不能進行正常性交的情形，造成的病因包括：心因性及器質性。臨床上，心因性引起的原因佔絕大多數。但有時候由於疲勞、焦躁、不安、醉酒、急性疾病等情況，造成偶爾暫時不能勃起，就屬於正常現象，並非性功能障礙。

陰莖異常勃起（Priapism）

　　指的是陰莖持續勃起，以致於造成疼痛，這種情形通常是

由於血管、神經或內分泌障礙等器質性因素所引起。此外有一種血液性疾病（鐮狀紅血球貧血症）也是發病病因之一。

性交疼痛

性交疼痛雖然較常見於女性，但有時候也會發生在男性身上。男性發生性交疼痛經常是因為陰莖損傷、包莖等異常現象導致。但有較多的患者是因為精神性的，例如當龜頭受到接觸時產生恐懼反應而引起疼痛感。

射精障礙

射精障礙有的表現在射精過程，例如早洩、延遲射精；另外不射精、逆行性射精、頻繁遺精、滑精等，也都屬於射精障礙的症狀。

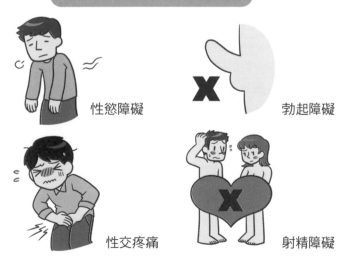

性功能障礙常見的症狀

性慾障礙

勃起障礙

性交疼痛

射精障礙

性功能障礙通常與疾病、生理病變與心理壓力有關。

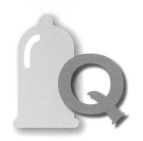

診斷性功能障礙的方法有哪些？

　　性功能障礙的診斷方法有很多種，每種方法都是為了最終作出正確的診斷與治療。如性功能障礙的診斷方法有：

病史詢問

　　病史詢問是採用患者的敘述來進行詳細的分類，作為診斷以及治療的基礎。

　　在詢問患者病史的過程中，醫師必須對患者有充分的同情與理解，才能與患者建立互相信任的關係。醫師會詢問的病史內容包括性生活頻率、性慾、勃起、性交持續的時間、射精等一般性情況，有時候還必須透過患者配偶的配合陳述。一般來說，透過詢問病史可以了解患者的性功能狀況、以及可能的致病因素。

心理學診斷

　　心理學診斷是與人格方面的症狀有關的病理學，臨床心理學主要是應用心理測量工具及心理治療作為診斷與治療的基礎。對於性功能障礙的診斷來說，心理學診斷可以提供患者是否因為某些心理因素而導致性功能障礙的資訊。

醫學診斷

　　醫師在作出診斷時，應該包括患者的症狀，以及透過症狀表現有關精神方面或是醫學上相互之間的臨床症狀，選擇合適

和正確的治療方法。

　　基本的醫學診斷為體檢，也就是針對生殖器官及第二性徵進行檢查，了解患者的性發育是否正常，是否因為先天性的異常造成性功能障礙；此外，還會進行全身性體檢，例如超音波、血糖測定、高血壓、高血脂、腎功能等檢查，了解患者是否罹患全身性疾病，尤其是神經系統、血管系統方面的疾病。

診斷性功能障礙的方法

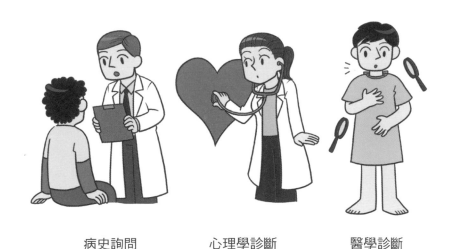

病史詢問　　　心理學診斷　　　醫學診斷

診斷的方法有很多種，皆是為了釐清真正病因，讓患者重回健康的性福人生。

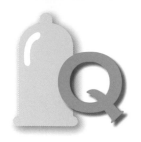

男性性功能障礙患者應該
進行哪些身體檢查？

　　因性功能障礙就醫時，就必須進行徹底的身體檢查，醫師才能根據各種檢查結果了解患者是否具有器質性病因。

　　一般而言，體檢的重點會放在引起勃起和射精方面的問題，還有炎症、內分泌、神經系統、血管系統以及先天性疾病，也都是檢查的重要項目。如果發現有任何病史與性功能有關，也會在體檢時多加注意是否有特殊的症狀。

一般檢查

　　器質性病因包括血管、神經和內分泌方面的障礙。就外表而言，從一個男性的體態可以觀察到是否可能有器質性功能障礙或內分泌、遺傳方面的疾病。例如中廣型身材要考慮是否有庫欣氏症候群，肢端肥大症可能與內分泌、代謝方面的疾病有關，或神經系統疾病造成特有的體態，這些在一般檢查中可以做初步的識別。

　　全身慢性疾病都有可能會影響性功能，因此對於患者的頭部、眼、耳、鼻及口腔都會進行檢查。從肥舌、突眼等症狀或甲狀腺觸診中識別出是否有內分泌方面的疾病，例如甲狀腺功能低下、甲狀腺功能亢進等；眼底檢查則可以發現心血管疾病或糖尿病變化的徵狀；還有，心肺功能檢查對於發現心臟疾病、心臟衰竭或慢性肺部疾病都有幫助。

外生殖器檢查

陰莖

　　陰莖檢查是發現性功能障礙病因最直接相關的檢查，一般來說，透過陰莖觸診和視診可以發現佩洛尼氏症（Peyronie's Disease），也就是陰莖發生硬結症狀，可能是由於炎症或是結締組織的疾病所引起，佩洛尼氏症會導致勃起障礙或疼痛性勃起、勃起後陰莖彎曲等情形。此外，陰莖檢查還可以進一步發現小陰莖、男性尿道上裂、尿道下裂、陰莖包皮口狹窄、尿道炎等症狀。

陰囊

　　針對陰囊進行仔細的觸診以及透光試驗，幫助醫師能夠對陰囊結構是否出現異常進行鑑別，例如精索靜脈曲張、鞘膜積液等，都是可能引起陰囊增大的病變。

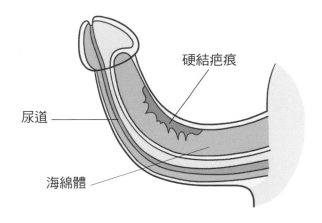

圖解佩洛尼氏症

硬結疤痕

尿道

海綿體

睪丸與副睪

　　針對睪丸與副睪的檢查主要是觀察大小以及質地，當發現睪丸有變硬的情形時，應該要轉診至泌尿外科進行檢查，排除腫瘤的可能性；此外，如果睪丸的大小相較於正常同年齡的人小時，則應該考慮內分泌系統方面的疾病，針對睪固酮、黃體激素、卵泡激素和催乳激素等進行檢查。

其它檢查

直腸檢查

　　直腸指檢是診斷性功能障礙的必要檢查之一，不僅可以檢視攝護腺，還可以針對肛門括約肌張力進行測量，可了解負責生殖器官的神經功能是否正常。

　　直腸指檢時會讓患者採取臥姿或是屈膝的動作，檢查者在

什麼是直腸指檢？

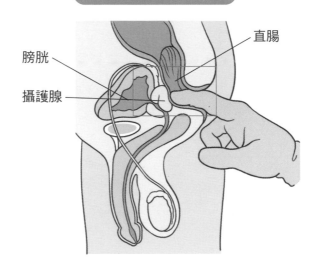

膀胱

攝護腺

直腸

手指橡膠套上塗上潤滑劑，然後將手指緩慢輕柔地伸入肛門，此時會造成肛門括約肌擴張，所以患者應該要放鬆，才能順利進行攝護腺的檢查。

檢查攝護腺時，如果發現增生的現象，要注意是否有觸痛（沒有外部刺激下感到疼痛），如果有觸痛則必須進一步確認是否為急、慢性攝護腺炎的臨床表現。

一般的炎症並不會引起長期的性功能障礙，但是急、慢性攝護腺炎會造成局部持續性刺激，進而導致射精障礙。

球海綿體反射試驗

球海綿體反射試驗在肛診檢查結束之前進行，檢查者會將手指置入肛門內括約肌處，另一隻手擠捏患者的陰莖頭部，如果此時肛門括約肌發生收縮，則為正常的反射反應，可以幫助醫師確診與勃起有關的神經中樞是否正常。

下肢檢查

血管博動的正常與否會影響供血的情況，當陰莖血流發生梗阻的現象時會引起勃起障礙，因此下肢血管的檢查也是性功能障礙的檢查項目之一。檢查的方式是在陰莖不勃起時，在兩側大腿根部進行觸診，以便了解陰莖動脈的博動狀況。

神經系統檢查

包括全身神經系統檢查、特殊檢查，檢查的重點是在會陰部和生殖器的感覺與運動、以及下肢的深肌腱反射等項目，當中樞神經系統（也就是腦和脊髓），以及周圍神經發生病變時，都可能會導致勃起功能障礙。

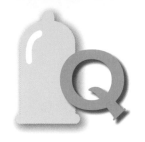

甲狀腺功能減退與亢進症會影響男性性功能嗎？

甲狀腺功能減退症（甲狀腺功能低下）

甲狀腺素是人體調節新陳代謝的重要荷爾蒙，我們身體中所有器官的功能幾乎都會受到甲狀腺分泌狀況的影響，以甲狀腺的功能來分類，分為甲狀腺機能亢進及甲狀腺機能低下兩種，當甲狀腺素分泌量不足時，就稱為「甲狀腺低能症」或「甲狀腺功能低下症」。

因此與甲狀腺分泌有關的疾病表現往往是多元化的，在生殖系統方面的表現來說，男性會出現性慾減退、陽痿的情形；女性則會有性慾降低、月經不規律、月經量多，久病易流產、不孕的症狀。

無論是原發性或是繼發性的甲狀腺功能減退，對於人體每個系統都會造成明顯的影響，普遍的症狀是能量代謝和活動力降低，性慾低下也是其中的一種反應。

根據臨床統計，有 80％的甲狀腺功能低下的男性會出現性慾減退的情形，而 40％的男性患者伴有不同程度的陽痿；這種狀況對女性患者也同樣會出現難以性激動的影響。造成這種情形的原因是由於缺乏甲狀腺激素，而導致由睪丸和腎上腺皮質共同合成的睪固酮也相對減少，再加上血液中睪固酮與血漿蛋白結合的百分比增加，患者體內雄激素和雌激素的代謝因而降低，這種情形多半能在甲狀腺功能恢復之後回到正常的狀態。

甲狀腺功能亢進症

　　甲狀腺機能亢進是因為甲狀腺製造或分泌過多的甲狀腺素，導致血液中甲狀腺素過多，引發出一連串臨床症狀。甲狀腺功能亢進症在疾病早期會產生各種形式的性功能及性行為紊亂，臨床上統計約有 10％以上的患者會出現性慾亢進現象，特別是年輕的患者。有 30％以上出現性慾減退的情形，40％的患者會有陽痿的症狀，如果發生在青春期的患者身上，則會出現性行為亢進的情形。雖然目前臨床上並不知道甲狀腺功能亢進造成性能力障礙的確切原因，但由於甲狀腺功能亢進常伴有肝臟損害及肌肉萎縮等疾病，都可能是導致性功能障礙的原因。

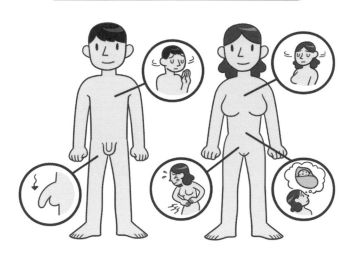

甲狀腺低能症影響男女性功能

男性：性慾減退、陽痿。　　女性：性冷感、月經失調、
　　　　　　　　　　　　　　　　　易流產、不孕。

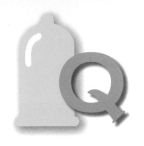

肝臟疾病
會影響男性性功能嗎？

　　肝臟在人體中的主要功能是代謝，並且幫助將人體中的毒素排出，還有儲存肝醣、分泌性蛋白質合成等功能；同時，肝臟也是負責製造消化系統中的膽汁。

　　所以當肝臟發生病變受到損傷時，例如肝炎、肝硬化、肝癌，會導致男性體內的雄性激素降低，相對地雌激素就會上升，因此男性的性慾會發生減退的情形，甚至有女性化的傾向。

　　臨床上發現，有 60％肝硬化的患者會發生睪丸萎縮而導致睪丸功能低下的現象，尤其是因為酒精中毒而引起的肝硬化患者，其睪丸功能障礙的情形更加明顯。此外，肝臟疾病對於性功能的影響，也會隨著年齡增加而變大，年輕的肝硬化患者可能只有輕微的性功能減退，但病程長或是年齡較大的肝臟疾病患者，則會出現陽痿的症狀。

性功能障礙常見的原因

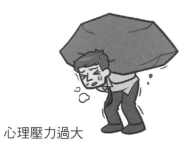

心理壓力過大

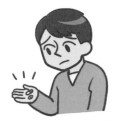

藥物副作用

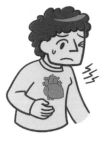

心血管疾病

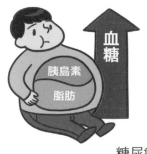

血糖

胰島素

脂肪

糖尿病

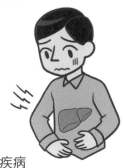

肝臟疾病

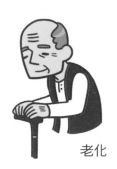

老化

引起症狀的原因多元，其中大多以疾病為主，
特別是糖尿病與肝臟疾病。

45

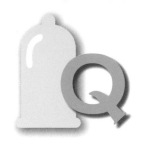

為什麼精阜炎
會引起性功能障礙？

　　精阜位於尿道攝護腺部後壁正中隆起的尿道脊最突出的部分，精阜的位置就像是交通樞紐，因此在生理上也有重要的功能。

　　它是交通的樞紐，所以有重要的生理功能。精阜部位分布著豐富的神經，是發生高度性興奮反應的性感區，對性中樞有興奮作用。

　　睪丸排出的精子以及攝護腺、精囊排出的分泌液在此混合，成為精液的主要成分，然後經尿道射出體外。射精時，精阜及射精管口會進行收縮，使射精更為有力，加快射精速度並增強攝護腺與精囊的排泄功能；換句話說，精阜對於控制射精動作有重要的作用。

　　當精液經過精阜及射精管口時，會刺激在此處的神經末梢，並將興奮的信號傳向大腦，使大腦增強對性慾高潮的特殊記憶。

　　最常見引起精阜炎是繼發於精囊炎、尿道炎、膀胱炎或是攝護腺炎，當因發炎而導致尿道損傷、尿道結石或排尿不順暢等情況時，尿道很容易就會受到細菌感染，因此也更容易導致精阜發炎。

　　當急性精阜炎成為反覆發作的慢性精阜炎時，因不斷地刺激導致精阜假性增生，使得黏膜組織脆弱，容易出血。而輕度炎症時，臨床表現與尿道炎的症狀相似，例如尿道不適、尿道

口有少量稀薄的粘液性分泌物、頻尿、尿痛及尿急等症狀，對性功能的影響較少；但會隨著發炎程度的加重，就會引起不同程度的性功能障礙，約有 30 ％以上的精阜炎患者會出現射精痛、性慾減退、早洩、陽痿、射精遲緩以及精液減少等症狀，甚至還會造成男性不孕。

引起精阜炎的原因有可能是感染、縱慾過度、尿道異物、手淫頻繁、周圍組織炎、外在物理損傷等，使得精阜長期處於充血的狀態，造成發炎的症狀。

由於精阜炎本身的症狀比較複雜，加上性功能障礙的臨床表現很多樣，因此在診斷上需要更加仔細，當患者出現泌尿系統的問題，並且伴隨性功能障礙，可能就必須確認是否為精阜炎，以便及時治療。

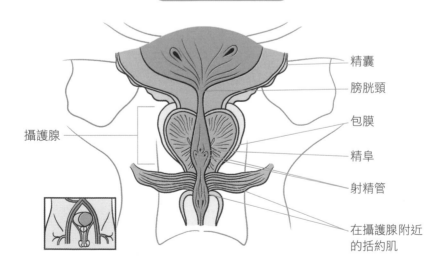

搞懂精阜位置

攝護腺

精囊
膀胱頸
包膜
精阜
射精管
在攝護腺附近的括約肌

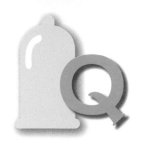

攝護腺切除術
會不會引起性功能障礙？

　　當男性發生良性攝護腺肥大引起膀胱出口梗阻時，可能會視症狀的嚴重程度進行手術治療，但是許多攝護腺肥大的患者對於進行攝護腺切除術有極大的排斥，因為很多人認為攝護腺切除術會造成性功能障礙。目前較常見針對良性攝護腺肥大的外科手術有經尿道、會陰部、恥骨上膀胱三種方式，分別說明如下：

經尿道攝護腺切除術

　　以這種方式進行攝護腺切除，術後恢復快，住院時間短，而且手術不會影響控制陰莖勃起的神經，也不會造成陰莖血液供應的不順暢，因此患者在術後很少發生陽痿的情形，是目前最常被採用的攝護腺切除手術。據統計只有約 5％的患者會出現性功能障礙，但主要原因大多是心理因素。只是切除術做得徹底，膀胱頸會受到影響，術後約 90％的患者會發生逆行性射精的情形。

經會陰部攝護腺切除術

　　術後發生陽痿的機率高達 40％～ 50％，如應用這種手術方式根治攝護腺癌，則陽痿發生率高達 98％以上，這是因為手術的範圍比較廣，容易造成控制勃起的神經受損。

經尿道攝護腺切除術

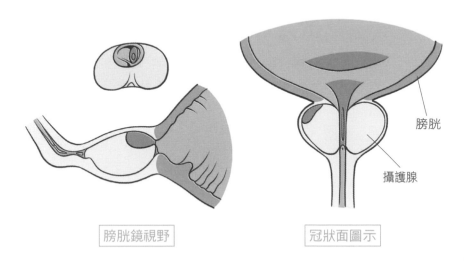

膀胱鏡視野 | 冠狀面圖示

膀胱

攝護腺

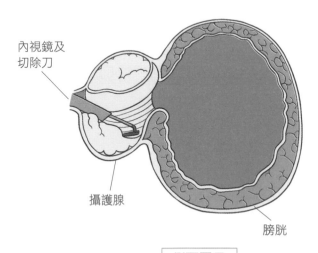

內視鏡及
切除刀

攝護腺

膀胱

側面圖示

恥骨上經膀胱攝護腺切除術

約有 75％以上接受過這種手術方式的患者在術後會發生逆行性射精，陽痿的發生率則為 10％～ 20％。導致這些性功能障礙的原因可能與手術需要切開膀胱前壁及膀胱頸周圍的黏膜，容易造成膀胱內括約肌受損有關。

從許多的臨床經驗來看，攝護腺切除術後出現的性功能障礙其實有多方面的原因，並非都是手術造成，例如接受經尿道、恥骨上經膀胱手術方式的患者，術後發生陽痿大多是心理因素。可能是因為患者害怕術後會影響性功能以至於發生術後逆行性射精的狀況。有研究顯示，如果在手術前給予患者良好詳細說明，患者在術後較不會發生陽痿。

此外，攝護腺切除術也可能是某些老年男性迴避性生活的藉口，或有些患者的配偶對性生活感到無趣，也會造成患者陽痿。因此，在手術前與患者及其配偶討論術後的性生活等問題，也是避免術後發生性功能障礙的一個重要環節。

恥骨上經膀胱攝護腺切除術

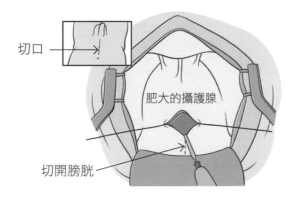

切口

肥大的攝護腺

切開膀胱

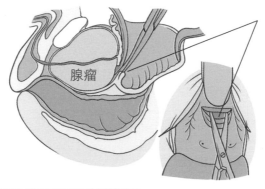

將攝護腺腺瘤
與包膜分開

腺瘤

此手術須切開膀胱周圍黏膜,
故可能會造成膀胱括約肌受損。

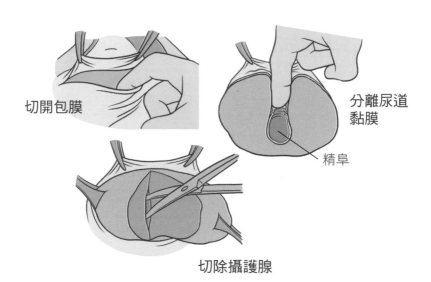

切開包膜

分離尿道
黏膜

精阜

切除攝護腺

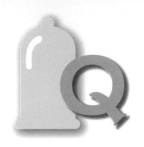

哪些藥物對性功能有影響？

　　男性性功能包括性慾、勃起以及射精三個部分，因此良好的性功能，除了性器官的健康之外，還要必須要有正常分泌男性荷爾蒙、穩定的性神經以及動脈、靜脈，如此才能維持正常的勃起和性功能。

　　臨床上有一些藥物會影響荷爾蒙、神經以及血管，也就是說這些藥物會導致性功能失常。例如抗高血壓藥、利尿劑、激素、鎮靜劑、安眠藥、抗膽鹼藥等，對性功能均有不同程度的影響。

　　其中最常見的是抗高血壓藥。根據統計，高血壓患者中的10％會有性功能失調的現象。在服用抗高血壓藥物治療後，性功能失調的問題，如勃起障礙，有顯著的增加。

　　造成性功能障礙的抗高血壓藥種類有交感神經抑制劑、甲型和乙型交感神經阻斷劑以及某些利尿劑等；但是並不是所有抗高血壓藥物都具影響性功能的副作用。

> 臨床上有部分藥物會影響荷爾蒙、神經與血管等方面，造成性功能障礙的情形，其中以降血壓藥物最為明顯。

降血壓藥物的常見影響

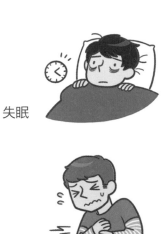

失眠

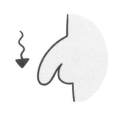

陽痿

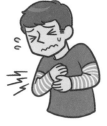

心悸

記憶力下降

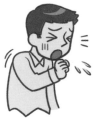

咳嗽

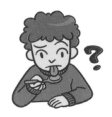

味覺改變

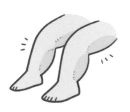

水腫

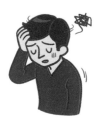

頭痛

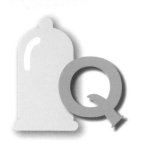

嗜酒對性功能
會有何影響？

　　社會生活中有許多應酬的場合，喝酒是難免的事，但如果長期酗酒，除了會造成肝功能的損害之外，還可能會導致男性性功能障礙，原因可能是酒精干擾了性興奮激起的反射傳遞途徑，或是酒精會導致男性血液中睪固酮及黃體酮的濃度降低有關。

　　根據研究發現，有酗酒問題的男性，就算戒酒成功或減少酒精攝取量，體內殘留的酒精還是會導致勃起功能障礙，這種負面的影響可長達一年的時間。同時，也有研究專家指出，受到酒精的刺激與麻痺作用，有酗酒習慣的男性通常比較難感受到性的愉悅感，而且酗酒者對生活也易抱持負面、悲觀的態度，不容易有快樂的情緒。

　　無論男女，長期飲酒過量都會導致性功能損害，而慢性酒精中毒的男性，大約有10％的人有射精障礙，40％的人發生陽痿；如果因為酗酒而引發肝炎、肝硬化等疾病，則高達78％的男性會出現性功能障礙。

　　除此之外，長期飲酒過量還會引起腺體中毒，尤其睪丸。在臨床表現通常為性慾減退、精子畸形、陽痿，甚至會嚴重損害睪丸間質細胞，導致精子不正常發育，造成胎兒的畸形發育。

酒精對人體的危害

即時危害

中樞神經系統：使判斷與反應減弱。

感覺：視覺、嗅覺、味覺與聽力減退。

胃部：噁心、炎症、出血。

皮膚：發紅、出汗。

性功能：男性勃起功能障礙；女性陰道潤滑能力減退。

長期危害

大腦：記憶力減退、肢體麻木、腦部萎縮。

心血管系統：心肌收縮功能無力、血壓升高、使心臟搏動紊亂、增中風危險。

免疫系統：降低疾病抵抗力。

消化系統：肝硬化、胃炎、肺腺炎、口腔與咽部等部位腫瘤風險提高。

營養：營養缺乏、肥胖。

生殖系統：女性有月經紊亂的風險；男性導致陽痿與睪丸萎縮。

骨骼：增加骨質疏鬆風險、提高骨折風險。

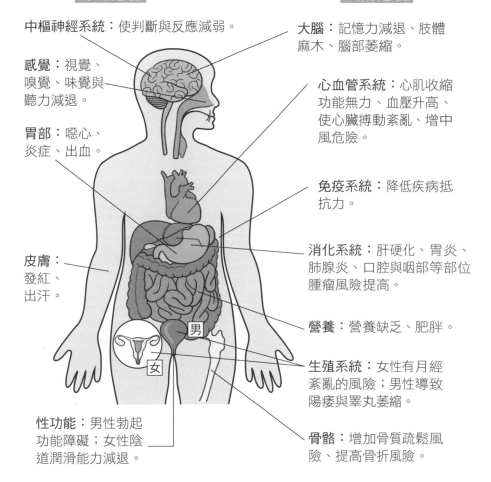

男

女

飲酒過度會全面性影響身體的運作，導致各類疾病萌生，進而影響生活的正常運作。

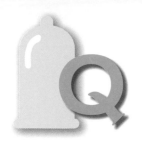

自慰會引起
性功能障礙嗎？

　　自慰也稱為手淫，自慰是屬於一種正常的性行為。據統計，有 50％以上的人曾經透過自慰的方式達到高潮。一般來說自慰不會影響以後的生育能力，也不會影響性功能，但如果自慰次數過於頻繁，就會影響身體與精神狀態，造成生理與心理方面的障礙。

　　臨床上發現，頻繁自慰會使體力減退，並且造成耳鳴、心悸、暈眩、腰痠、腿軟、記憶力減退、智力下降等症狀；同時，有頻繁自慰習慣的人會很容易性衝動，造成頻繁射精，最後導致早洩、遺精等症狀。

　　如果經常抑制性興奮，則會轉變為陽痿或是勃起障礙；另一方面，頻繁自慰使射精過程明顯縮短，有時候還會因為較強的性刺激而沒有自慰就射精，這種情形通常會影響婚後正常的性生活。

　　因此，雖然自慰是正常的性行為，但最好適可而止，以免因為過度自慰影響對性刺激的敏感度，還可能因為自慰造成的生理反應影響日常的生活。

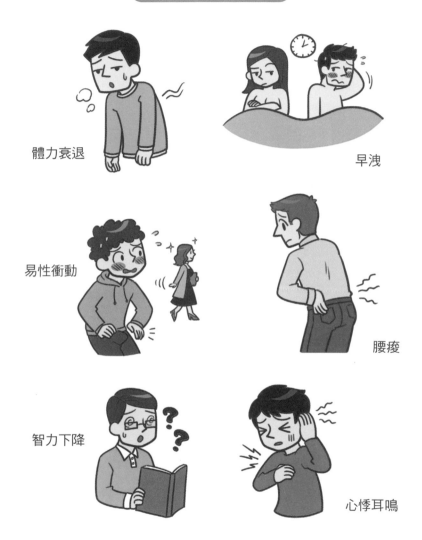

頻繁自慰的影響

體力衰退

早洩

易性衝動

腰痠

智力下降

心悸耳鳴

自慰雖然是正常性行為，但若頻率太高，會連帶對身體
造成多方面的影響。

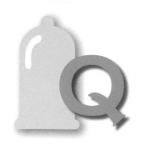

過量使用睪固酮
反而加劇性功能障礙？

　　睪固酮又稱男性荷爾蒙，許多人在治療男性性功能障礙時，將睪固酮視為靈丹妙藥，反覆長期或盲目地使用，結果反而使性功能障礙更加嚴重。

　　睪固酮由睪丸間質細胞製造，在血液中維持一定的濃渡，使男性具備雄性的生物功能。但對正常人來說，睪固酮並不會增強性慾以及性交能力，如果使用睪固酮來治療陽痿，會使下視丘腦垂體及睪丸軸的功能受到抑制，結果導致睪丸萎縮，精子數和精液量減少，反而降低了性功能。

　　有研究指出，過量或濫用睪固酮的情形，當男性體內睪固酮越多，抵抗力就越差，很容易受到黴菌、真菌、細菌與病毒等侵襲感染，因為睪固酮會降低免疫系統的運作。雖然睪固酮可以增加肌肉強度與爆發力，但卻也會弱化免疫系統。

　　值得注意的是，大部分的男性性功能障礙並非是由於缺乏睪固酮所引起，其實大多是精神心理因素的緣故，臨床上真正因睪固酮不足而引起性功能障礙的人其實不多，約占 10％。因此，治療性功能障礙時要特別注意不要濫用睪固酮，以免造成反效果。

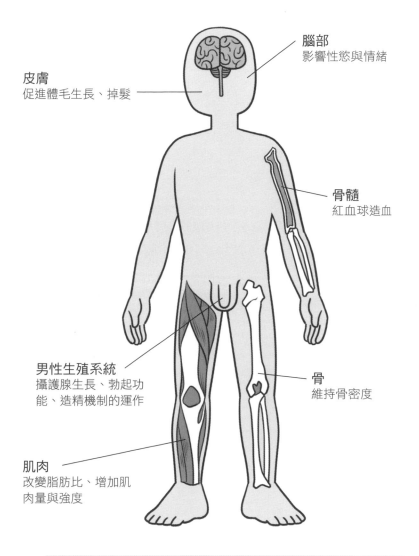

睪固酮的作用

腦部
影響性慾與情緒

皮膚
促進體毛生長、掉髮

骨髓
紅血球造血

男性生殖系統
攝護腺生長、勃起功
能、造精機制的運作

骨
維持骨密度

肌肉
改變脂肪比、增加肌
肉量與強度

睪固酮又稱為男性荷爾蒙，量的多寡都會影響身體的運作。

59

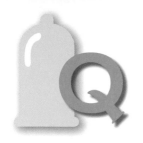

什麼是性感覺集中訓練法？如何進行訓練？

性感覺集中訓練法是指性功能障礙患者在家中進行的指導性治療，主要是在醫師的指導下進行性行為時，將感覺集中在快感與欣賞上，進一步消除焦慮和擔心，延長射精潛伏期，使患者本身的性本能結合心理與性行為，達到治療精神性的性功能障礙的方法。

在治療性功能障礙的方法中，性感覺集中訓練法是簡便易行的方式，適應男性陽痿、早洩以及不射精症；另一方面，性感覺集中訓練療法同時也可以幫助女性改善性冷感、性交困難、陰道痙攣及性高潮缺乏等症狀。

另外，性感覺集中訓練法也是目前臨床上針對心理因素造成的性功能障礙最實用有效的療法之一，幫助患者減少憂慮，增強感覺，利用語言交流進展到非語言交流。

大多數患者是因焦慮導致性功能障礙，特別是在發生性行為時，害怕性交失敗，以致於進行性行為時精神緊張，使得恐懼的情緒破壞了自然的性本能，錯誤的行為模式導致了性功能障礙。

性感覺集中訓練療法可以在短期內消除焦慮，對患者進行再教育，恢復自然本能的正常性行為。患者夫妻必須從頭重新學習正確的性行為模式，從互相言語上的交流、接觸、撫摸等，按醫師建議的時間循序漸進，集中感覺在體會雙方互相給予的快感，同時增加彼此的信心與樂趣，達到消除焦慮的目

的，因而克服性功能障礙。

性感覺集中訓練具體的步驟如下：

第一步：瞭解

醫師會先進行檢查，確定患者的性功能障礙是非器質性病變之後，首先會向夫妻倆人介紹性的解剖和知識，並提出改變以往性生活習慣的方式。也就是在性生活開始時，暫時不刺激生殖器和乳房，將注意力集中在肉體的感覺上，並且禁止性交行為，只有從言語上進行情感交流，目的是為了解除對性行為的焦慮以及破除對性的神秘感。這一個步驟大約會需要進行3～5天。

第二步：熟悉

非性器官的肉體情感交流，藉此不斷熟悉雙方的身體及情感需要。這一個階段不需要過多談話，也不必考慮性交是否能成功，只需要專注在用非語言交流的專門技巧上，這一階段需要3～5天。

第三步：碰觸

撫弄性器官但仍不要進行性交，在操作過程中盡量體會身心的快感。

愛撫階段的治療建議選擇在夫妻雙方希望的地點與時間進行，避免會受到干擾，並且不能談一切與治療無關的事，專心進行愛撫和體驗。在這一個階段中，配偶雙方應該持續地交換意見和要求，目的是使夫妻倆人的性感逐漸集中到性器官上，這個階段需2～3天。

第四步：進行

　　在完成上述三個步驟之後，男性的自信心提高，此時便可進行性交，但此時並非採取完全自然同房的方式，而是由醫師針對不同的具體情況而提出特殊操作方法的建議。

　　這種治療方式經常能消除對房事的恐懼心理，使夫妻雙方對性生活有正確的認識從而達到治療的目的。

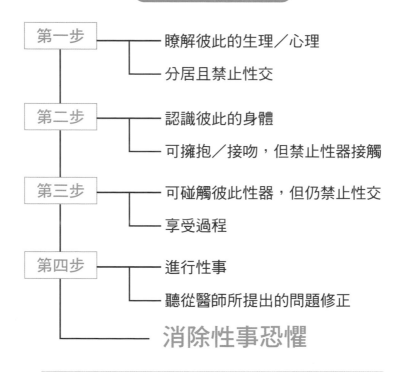

性感覺集中訓練法

第一步	── 瞭解彼此的生理／心理
	── 分居且禁止性交
第二步	── 認識彼此的身體
	── 可擁抱／接吻，但禁止性器接觸
第三步	── 可碰觸彼此性器，但仍禁止性交
	── 享受過程
第四步	── 進行性事
	── 聽從醫師所提出的問題修正

消除性事恐懼

　　每個人都希望能獲得良好的性互動，因此當發現障礙時，請別輕忽，儘早尋求醫療協助。

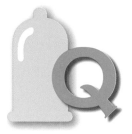

老年男性性功能
有哪些變化？

　　老年男性在性週期上的變化如下：

1. 勃起需要較長的時間。

2. 為了達到勃起，常需要直接對生殖器進行刺激。

3. 60 歲以上的男性血液中睪固酮的濃度逐漸下降。

4. 勃起硬度也會逐漸減弱。

5. 通常會有射精強度降低的現象，原因可能與射精量減少有關。60 歲以上的男性，開始會逐漸出現達到性滿足但是沒有射精發生的情形。

6. 由於男性性功能減弱，在每次射精之後，距離下一次達到射精的時間間隔會隨年齡增加而延長。

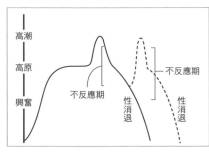

年輕男性性反應週期

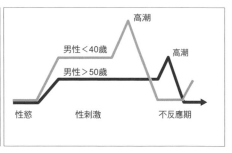

中年與老年男性性反應比較

老年男性性反應週期

期別	變化
興奮期	1.陰莖勃起需要較長的時間，以及需較強、直接的刺激。 2.陰莖勃起的硬度與持續的時間不如年輕時期，隨著年齡增長情況會越明顯。 3.陰囊的反應明顯減弱，陰囊皮膚增厚和皺縮的情況也會減弱。
高原期	1.射精前分泌物減少。 2.睪丸因充血而增大程度減少。 3.性潮紅現象減少。
高潮期	1.射精的強度降低。 2.射精的精液量減少，而且並非每次性交行為皆能射精。 3.射精時睪丸的提升反應約是年輕時的1/3左右。 4.部分老年男性性高潮後不能得到預期的性滿足。
消退期	1.陰莖較快變軟變小。 2.在射精後，再次射精的間隔時間會隨年齡增加，而且延長。 3.射精後24小時內陰莖很難再次勃起，即使施以強刺激也不能做到。

性反應週期會隨著年齡的增長而改變，這都是生理的正常現象。

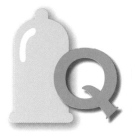

老年男性性功能可保持到多大年齡？該如何應對性生活？

老年男性性功能可以保持到幾歲，答案因每個人的條件不同而有所差異。但對大部分的人來說，老年男性陰莖勃起需要較長的時間且需要增加對生殖器的直接刺激。

一般來說，60 歲以上的男性陰莖勃起強度和射精量通常會逐漸地降低。但是，每個個體的性能力程度不同，有些人 50 歲以後就完全停止性生活，而有些人則到了 80 歲還有很強的性慾。

根據統計資料顯示，大部分男性在 70 歲之前都還有性交的能力，醫學上也發現，70 歲以上的男性睪丸仍有生殖功能，因此，平均來說，70％的男性到了 70 歲還是有性交的能力，其中影響性功能的因素還包括了身體健康狀況、心理因素，還有配偶的配合度。

從健康面向看待老後性生活

有許多 60 歲以上的老年男性因為身體發生老化的現象，性慾減弱，勃起也沒有那麼明顯，因此就認為自己的性能力降低，沒有過性生活的能力了，其實這是錯誤的觀念，而這種心理因素導致老年人對性生活的錯誤態度，使得許多老年人無法享受性生活帶來的愉悅。還有些夫妻因為錯誤的認知，為避免社會觀感不佳，因此避免性生活，導致許多老年人發生性能力障礙，對於性生活表現出冷淡、厭煩、抑制等態度。

其實老年人對性生活的態度應該要客觀地從生理自然現象以及健康需求的角度，承認在性興趣和性能力等方面的個體差異，雖然沒有年輕人那樣頻繁的性生活，但也可以適度地進行性行為，建立正確的心態去面對性生活，享受性生活帶來的愉悅；同時，夫妻之間不僅要互相信任、理解、尊重，對待性生活也能取得共識，適度地進行房事，得到晚年家庭生活的和睦與幸福。

維持性生活有益於身心健康

老年人應該要同時注意生理與心理上的健康。就感情面來說，除了人際關係、家庭關係可促進感情交流之外，透過性活動也可充分得到情感上的滿足。老年人長期避免性生活會造成嚴重的生理障礙，也就是失用性萎縮（disuse atrophy）；例如沒有性生活的老年女性發生陰道萎縮的程度比同年齡有性生活的女性更高，沒有性生活的老年男性則會導致陰莖無法勃起。

因此，老年人應當要持續地保持性生活，對身心健康才會有助益。

PART 2

勃起功能障礙
（俗稱陽痿）

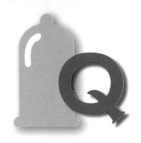

陰莖勃起的機制是什麼？

陰莖勃起是男性性功能中最基本也是最重要的一個環節，陰莖勃起後，男性才能夠進行性交、射精及達到性慾高潮。影響陰莖勃起的機制除了健康的心理因素之外，還包括正常運作的神經系統、內分泌系統、血液循環系統以及生理結構等幾個重要因素，才能使男性達到勃起。

血液循環系統

勃起是一種血管充血反應，海綿體是陰莖勃起組織的功能性毛細血管，陰莖勃起時動脈會將血流入海綿竇，呈現充盈的狀態；當陰莖處於鬆弛狀態時，動脈壁彈性墊會將部分的勃起動脈管腔阻塞，因此進入海綿竇的血流量就會減少。

內分泌

雄性激素除了是造成胎兒期性器官的分化和發育，更是青春期之後性興奮、勃起的關鍵因素之一。如果因為疾病導致雄性激素缺乏時，患者會喪失陰莖勃起的能力而引起陽痿，此時如果適當補充外源性雄性激素，可以幫助恢復勃起功能，這也說明雄性激素是造成勃起的關鍵因素之一。

神經系統

陰莖的活動功能受到中樞神經系統控制，當交感神經中樞

興奮時，陰莖勃起；交感神經受到抑制時，陰莖則會變軟。此外，當副交感神經中樞興奮時，不論是大腦中對於性的記憶，或是受到性刺激，陰莖的血管會立刻擴張，導致海綿體的充盈，發生勃起。

生理結構

陰莖勃起最重要的因素是正常的生理解剖結構，如果因為遺傳因素或是體內激素分泌失常等，造成外生殖器發育不良、陰莖嚴重畸形、睪丸纖維化、睪丸畸形、睪丸嚴重外傷或是切除等原因，那麼陰莖都會是無法達到勃起的狀態。

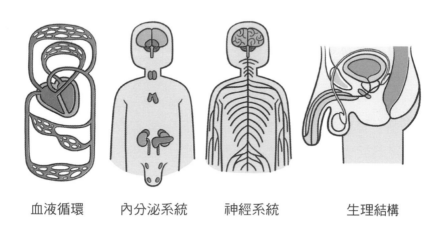

影響勃起機制的因素

| 血液循環 | 內分泌系統 | 神經系統 | 生理結構 |

性反應週期會隨著年齡的增長而改變，這都是生理的正常現象。

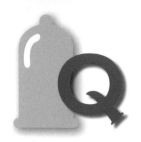

新婚勃起功能障礙是怎麼回事？

生理因素

新婚勃起障礙在生理方面的因素，如果男性本身患有性器官的慢性炎症、外傷或是全身性疾病例如：心血管疾病、血液系統、呼吸系統、內分泌系統疾病、神經精神系統及肝腎疾病等，都有可能造成新婚勃起功能障礙；此外，如果男性曾經接受過脊髓、骨盆、尿道創傷手術，或長期服用鎮靜劑、抗焦慮藥、降血壓、激素類等藥物，還有吸菸、酗酒、吸毒等習慣，都會導致不同程度的勃起功能障礙。

同時，若患有精神疾病例如憂鬱症、焦慮性神經症也都有引起勃起功能障礙的可能性。

另一方面，還有一些男性雖然具有性慾以及陰莖勃起的能力，但只要一與配偶接觸，就會發生早洩或陰莖變軟等現象，這可能是心理、生理與疾病同時存在的現象。比方說如果在婚前受到各種性方面不良的影響，長期下來導致容易產生性興奮，可能就會發生新婚勃起功能障礙的情形。

心理因素

新婚期發生的勃起功能障礙，有 90％以上的人是精神性的勃起障礙，意思就是說這一類的勃起障礙是因為心理、社會、性知識缺乏等因素所引起的。

由於每一個人面對精神上的刺激會出現不同的反應，因此心理創傷可能成為導致某些人勃起功能障礙的病因。常見的情形有缺乏性知識、錯誤的性教育，例如：青少年時期因為遺精感到自責、幼年時曾經受到性騷擾、初次性交失敗的經驗、懼怕性交帶來疾病、性交場合不適當等對於性交的恐懼，或是人際關係過度緊張、長期焦慮導致交感神經失調等因素，使得睪固酮下降而出現勃起功能障礙。

　　對於新婚夫妻來說，除了婚前缺乏正確的性知識或男性因為經驗不足與緊張，而導致性功能障礙無法勃起的因素之外，如果有些人並非因為感情因素而結婚，例如為了財富、工作等因素勉強結婚，也會導致勃起功能障礙。

　　通常因為心理壓力造成的勃起功能障礙可以經由專業醫師的治療與開導，在獲得正確性知識之後，治癒。

怎樣治療心因性陽痿？

造成心因性陽痿的因素很多，例如壓力、憂鬱、性壓抑、夫妻關係不良、宗教信仰、迷信等原因干擾了中樞神經系統，因而導致性功能障礙，針對精神性陽痿患者的治療，主要採用心理療法和傳授正確的性教育。

心理因素治療

首先要先找出導致患者陽痿的心理因素，才能正確的使用心理治療，這是最重要的一個環節。同時，加強性教育，使男女雙方都能了解性生活的注意事項以及正確的性知識，避免產生不必要的恐懼。同時，對已經發生陽痿的患者應建立對陽痿的正確認識，了解陽痿並非是一種不治之症，只要解決精神與心理性的問題，加上一些必要的治療，就可以完全治癒。

性感覺集中訓練治療

目前心因性陽痿最重要的治療方法之一就是性感覺集中訓練，主要強調「感覺集中訓練」，以減少憂慮、增強性感覺，並且從語言交流過渡到非語言交流技巧上進行指導，結合心理治療及夫妻之間的協調配合，達到解除陽痿的心理因素及精神壓力。

良好的生活習慣

　　規律的生活習慣，正常的作息，戒除不良習慣，例如：抽菸、酗酒。培養良好的生活習慣是治療成功的關鍵之一。

治療方式

心理因素治療

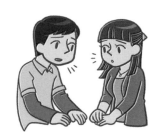

性感覺集中訓練

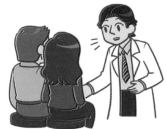

培養良好的生活習慣

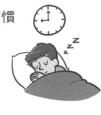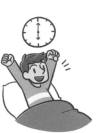

心因性陽痿的治療主要需透過心理層面來引導患者走出障礙。

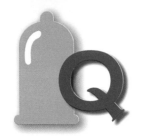

運用心理療法治療心因性陽痿應注意哪些問題？

當心因性陽痿患者接受心理治療時，需要注意以下一些具體的問題：

夫妻互相體諒配合

性生活是男女雙方共同進行的性行為，因此在發生性問題時，不應該責怪任何一方。基於這個道理，在心因性陽痿患者的性治療過程中，伴侶應該一起參與，透過伴侶在治療中的合作，可以提升治療的效果，這是一個不容忽視的重要因素。此外，當兩人暫時無法藉由房事滿足性的需求時，可以加強其它方面的行為增近兩人之間的感情，例如愛撫、言語等性刺激，使雙方從中得到樂趣，不要勉強進行性交。

消除心理障礙才能得到治癒

心因性陽痿必須理解無法靠意志促使陰莖勃起，因為陰莖勃起屬於反射性的性反應。但是心因性陽痿並非是不可治癒的絕症，也不是精神異常的現象。患者一定要認知到消除心理因素才能幫助疾病康復；千萬不要因為在治療過程中陰莖勃起，因此擔心失去良機就急於進行性交，這種焦慮很容易造成陰莖勃起出現障礙。

心理治療的注意事項

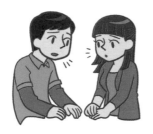

與伴侶溝通

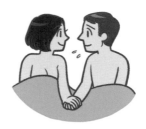

不勉強性交

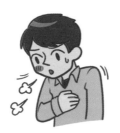

調整心態

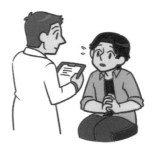

與醫師溝通

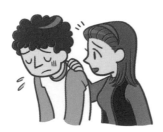

不責怪對方

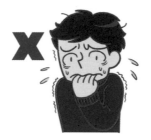

勿過度焦慮

在接受心理治療時，請勿過度給予自己壓力，
也須與醫師妥善溝通，確保就診無虞。

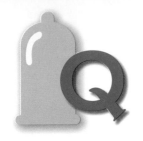

內分泌性陽痿的治療
有哪些？其效果如何？

　　內分泌性陽痿指的是因激素分泌障礙和調節失衡所導致的生理性功能障礙，會隨著年齡的增長，體內內分泌的改變，造成男性性功能障礙。

　　雄性荷爾蒙是維持男性第二性徵的必須荷爾蒙，隨著雄性激素降低就會逐漸導致性功能障礙。根據研究發現，60 歲以上的男性有一部分會出現雄性激素降低的情形；也就是說，當發生老化之後，內分泌的改變，尤其雄性激素低下是影響高齡男性性功能的重要因素之一。

　　陽痿的內分泌治療主要用於真正激素缺乏的患者，如果是低促性腺激素引起的性腺功能減退症（IHH）的陽痿，可以採用絨毛膜促性腺激素或睪固酮。促性腺激素（GnRH）或是性腺激素（LH、FSH）主要由下視丘以及腦下垂體分泌，透過這些性腺激素的刺激，可以增加睪丸的造精功能，以及睪固酮的合成。

　　此外，治療內分泌性陽痿還可以採用絨毛膜促性腺激素有利於射精，但會有心悸的副作用；睪固酮可以促進男性性徵和生殖器官的發育，並且保持成熟狀態，但如果使用劑量過多會發生負反饋作用，造成抑制促性腺素的分泌，其副作用包括高鈣血症、鈉及水滯留、不孕、過敏、男性乳房發育，甚至會影響肝臟機能，如果長期使用還有引起動脈硬化、血栓以及攝護腺癌等危險性。因此，採用內分泌治療陽

痿時，要特別注意不可使用過大的劑量或時間過長，並且一定要在醫師的指示下用藥，以免造成身體激素正常分泌的障礙或是引發其他對身體的損害。此外，要特別注意針對心因性陽痿的患者使用激素治療的效果不大，而且反而容易造成焦慮，應該要避免。

常見的內分泌治療

促性腺激素 ─────→ 增加睪丸造精功能

絨毛膜促性腺激素 ─→ 促進射精

睪固酮 ─→ 促進男性性徵

睪固酮 ─→ 幫助生殖器官發育

內分泌治療主要應用於真正缺乏激素的患者，因此治療的目的為刺激造精功能與睪固酮的合成。

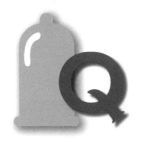

器質性勃起功能障礙
通常治療程序有哪些呢？

　　性生活在夫妻、情侶相處中扮演著重要的角色。如果出了問題時，除了與伴侶相互討論問題點之外，更應及早就醫找出病徵。在治療勃起功能障礙時，通常可簡單分為以下三線治療：

第一線：口服藥物治療

磷酸二酯酶第五型（PDE-5）抑制劑

　　目前最常使用的是磷酸二酯酶第五型（PDE-5）抑制劑，通過台灣衛生主管機關核准的口服藥物有三種：威而鋼（viagra）、犀利士（cialis）和樂威壯（levitra）。其中有依需求事先服藥的類型，也有每天低劑量服用的類型，皆可協助患者在性愛過程中，維持足夠的陰莖勃起。大約有七至八成的病患可獲得滿意的性交經驗。

第二線：儀器治療

如真空吸引器、陰莖海綿體注射治療、低能量震波治療

　　通常是在口服藥物效用不佳時才考慮採用。於進行性行為前使用，使陰莖能夠增加血流、保持勃起狀態。由於病人使用口服藥物的效果反應良好且副作用較少，目前以真空吸引器、海綿體注射方式治療的病患已相對減少許多，但這兩種仍是第二線治療的良好選擇。而低能量震波治療是利用震波刺激造成局部微血管增生，是目前勃起障礙二線治療最新的方式。

第三線：侵入性治療

植入人工陰莖

　　若前面兩線的治療方式都未能達到明顯的效果，患者則可透過第三線的人工陰莖植入手術，以人工陰莖取代原有的海綿體用以幫助陰莖勃起。

治療方式

第一線

口服藥物治療

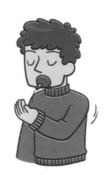

威而鋼

第二線

儀器治療

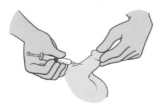

海綿體注射

第三線

侵入性治療

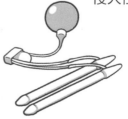

人工陰莖植入

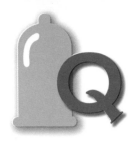

哪些口服藥物
可以輔助治療陽痿？

在西藥方面，輔助治療陽痿的藥物，常見的有：

Tadalafil

目前常見藥物有犀利士（Cialis），具有導致平滑肌放鬆促使血流入陰莖造成勃起的功能，但如果沒有經過性刺激，Tadalafil 則無法發揮作用。這一類藥物在性行為前 30 分鐘至 12 小時服用，進食與否不受影響，藥效於服用後可以持續達 24 小時，最多一天服用一次。在副作用方面，有少數患者會出現臉部潮紅、頭痛、背痛以及肌肉疼痛等症狀。

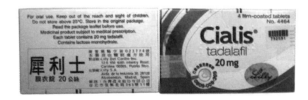

Sildenafil

最常見的就是威而鋼（Viagra），這類藥物於性行為 25 ～ 60 分鐘前服用，主要作用於陰莖海綿體的平滑肌上，促進海綿體血管肌肉鬆弛，使血液充塞入內，造成勃起現象。有 10% 左右的患者會出現臉部潮紅、頭痛、視力模糊及藍色視覺等副作用。要注意的是，最好於空腹或進食清淡食物後服用，每天一顆，一般而言，服藥後 30 分～ 4 小時最適合進行性生活。

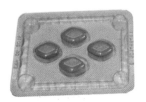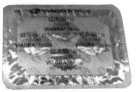

Vardenafil

　　常見的藥物有樂威壯（Levitra），是一種能改善勃起功能障礙的口服療法。

　　在有性刺激的情況下，這類藥物能增加陰莖的血流量，恢復患者受損的勃起功能，因此為了使藥物產生治療效果，性刺激是必須的。在服用藥物之後，有些男性最快可在 5 分鐘後就達到足以進行性交堅硬度的勃起。此外，低於 10％的患者會出現臉部潮紅、頭痛、視力模糊及黃色視覺等症狀。

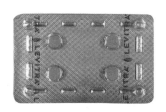

口服藥物可能的副作用

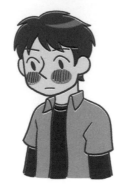

臉部潮紅

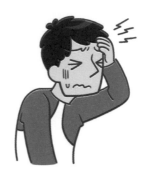

頭痛

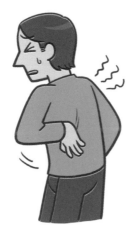

背部疼痛

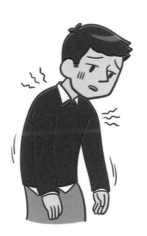

肌肉痠痛

陽痿的藥物副作用，少數人會出現臉部潮紅、頭痛、背痛與肌肉痠痛等症狀。

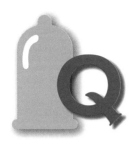

何謂化學性假體療法 （海綿體內注射療法）？

　　在治療陽痿的方法中，有一種方式稱為化學性假體治療法，主要是在陰莖海綿體內注射血管活性藥物，激發陰莖勃起，達到治療陽痿的目的，是有效治療勃起功能障礙的方式之一。原理是將藥物注射到海綿體內，引起海綿體動脈擴張，海綿體內的平滑肌細胞放鬆，造成陰莖充血勃起，目前是臨床上治療陽痿快速有效的方法。

　　導致陽痿的原因分為血管性、神經性、內分泌性以及心因性，化學性假體對於這些陽痿都適用，由於這種直接於海綿體內注射藥物引起陰莖充血勃起的方式不需要性刺激，也不需要透過神經傳導，因此對於心因性及神經性勃起障礙也具有相當的療效。尤其對於久治不癒的心因性陽痿，療效幾乎達百分之百。此外，在器質性陽痿當中，以血管性病因導致的勃起功能障礙療效較佳，但是用藥之後勃起較慢，持續的時間也比較短，陰莖的堅硬度也比較差，而其中又以糖尿病引起的血管性陽痿療效最差。

　　另一方面，注射療法的缺點就是藥物注射屬於侵入性治療，患者必須在神智清楚、兩手靈活的情形下才能自行注射，同時也必須具有注射的勇氣。

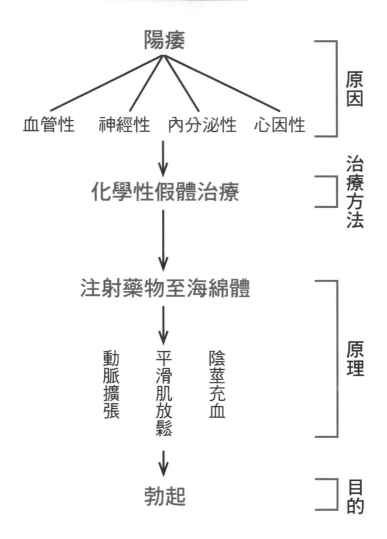

化學性假體治療原理

陽痿

血管性　神經性　內分泌性　心因性　｝原因

↓

化學性假體治療　｝治療方法

↓

注射藥物至海綿體

動脈擴張　平滑肌放鬆　陰莖充血　｝原理

↓

勃起　｝目的

化學性假體即為透過陰莖海綿體注射血管活性藥物，進而刺激陰莖勃起。

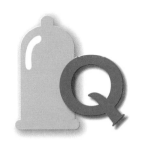

如何使用陰莖海綿體內注射療法治療陽痿？

目前常用於海綿體內藥物注射（化學性假體療法）的血管活性劑包括罌粟鹼（Papaverine）、酚妥拉明（Phentolamine）、血管活性腸多胜肽（Vasoactive intestinal peptide，VIP）以及攝護腺素 E_1（Prostaglandin E_1），有些是單一注射，有些則是混合注射，例如罌粟鹼混合酚妥拉明注射，可以增加藥物的協同作用，並且降低單一藥物注射可能產生的副作用。

注射的步驟與方式如下

1. 在性行為前 5 ～ 10 分鐘進行，採正坐或是略為斜躺，一般來說，注射後 10 分鐘即可發揮功效。
2. 為了避免造成陰莖上方的神經、血管或是位於陰莖下方的尿道損傷，注射部位只能選擇陰莖海綿體左右兩側，如果注射在陰莖包皮下則不會產生效果。此外，注射點應該要更替。
3. 以大拇指和食指握住龜頭，將陰莖伸直展開固定，用大拇指和食指握住龜頭，以酒精棉消毒注射部位，如果未割過包皮，則應該將包皮向下褪開露出龜頭。
4. 使用 1/2 英寸、27 ～ 30 號細針頭，以大拇指及食指握住針筒，將針頭以 90° 角垂直插入陰莖海綿體側注射部位，緩慢地將藥水注入海綿體內，同時應該注意避開血管的位置。

5. 注射完畢後，抽出針頭，按摩按摩陰莖兩側，以酒精棉壓住注射部位 3 ～ 5 分鐘。如果有出血現象，則需要將酒精棉一直壓到血止住才能放開。

6 使用過的針筒、針頭和小瓶不可重複使用。同時，所有的器材不可隨意丟棄，應該以適當的方式棄置。

陰莖海綿體內注射示意圖

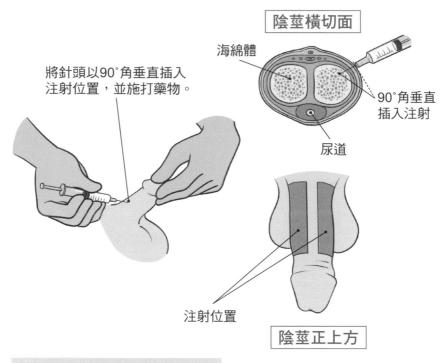

陰莖橫切面

海綿體

90°角垂直插入注射

尿道

將針頭以90°角垂直插入注射位置，並施打藥物。

注射位置

陰莖正上方

注射方法須依醫師的指示下進行，以避免有任何不適狀況發生。

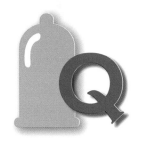

化學性假體療法的併發症有哪些？如何預防？

　　化學性假體療法常見的併發症有下列幾種，以及預防的方式如下：

1. 進行穿刺注射時如果造成淺表血管的損傷，會引起淺表血腫，因此在拔出注射針時，可以在局部稍加壓迫，預防淺表血腫的發生。

2. 感染是注射治療常見的併發症之一，要特別注意，在進行注射時必須嚴格無菌操作，也就是說，沒有一定操作基礎的患者或其配偶不得自行操作，以免發生感染。

3. 雖然罌粟鹼價格較便宜，但單一注射罌粟鹼造成陰莖異正勃起的機率為 35％，同時還會導致肝功能指數異常，甚至造成陰莖纖維化，因此目前大多採用罌粟鹼與酚妥拉明混合劑注射，以降低陰莖異正勃起的機率。此外，注射後陰莖如果發生異正勃起，超過 4 個小時，患者就應該要及時就醫處理。

4. 酚妥拉明屬於甲型交感神經抑制劑，採用單一藥物注射時，效果比較不明顯；此外，還可能引起低血壓、反射性心搏過速、鼻塞、腸胃不適等副作用。

5. 單一使用血管活性腸多胜肽藥物進行注射時，通常治療的效果不佳，而混合其他種類藥物例如酚妥拉明一起注射時，其效果較佳。

6. 攝護腺素 E1 相較於其他藥物，單一注射時效果較好，有

70 ～ 80％以上勃起功能障礙患者可以得到療效，副作用也比較少，但是價格昂貴；此外，一旦將藥粉泡成液體，就必須要冷藏，以免藥物失效。

7. 其他例如：化學性假體還有一些較少發生的副作用，包括：注射部位瘀斑、紅疹、陰莖水腫，也有極少數的患者會出現頻尿、尿急和排尿障礙。還有低於 1％的患者有低血壓、血管擴張、高血壓、上心室期外收縮、以及末梢血管疾病等，不過，這些症狀在臨床上並沒有顯著的意義。

化學性假體療法的副作用

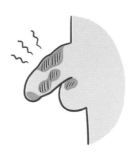

陰莖紅腫

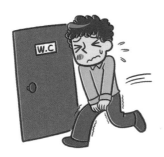

頻尿

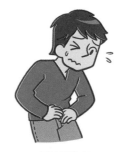

排尿障礙

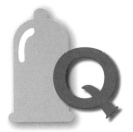

何謂負壓助勃器？可改善男性不舉、硬不起來的困境嗎？

　　負壓助勃器（Vacuum Constriction Device，簡稱 VCD），是一種透過負壓吸引力使血液流入陰莖海綿體，進而使陰莖變得堅挺；然後再將張力環套至勃起的陰莖根部，抑制陰莖的靜脈血液外流，以維持陰莖在性交時可保持一定的硬度。這種器具屬於醫療上的器材，且為醫師處方之器材，因此與網路或情趣商店所販賣的器材並不相同。

　　此器具過去曾因缺乏相關臨床功效與安全性資料而被禁止使用。但近幾年又重新回到治療勃起功能障礙的選項之一，其原因，主要是因為口服治療藥物無法對神經系統受損較嚴重的患者產生作用，而侵入性打針治療，有些患者的接受度也不高，以上等等這些醫療上的問題，導致負壓住勃器的回歸醫療主流之中。

　　目前國際性醫學會與亞洲性醫學會，也將負壓助勃器與口服藥物兩者並列為第一線治療選擇，主要是因為此儀器屬非侵入性療法，而且安全性高。

　　如果讀者對此療法有任何疑問，不妨至醫院詢問泌尿專科醫師，切勿自行任意購買網路上所販賣的商品，以避免破財又傷身。

負壓助勃器操作三步驟

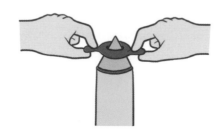

1. 將張力環套至管部，並將管部與陰莖根部塗上凝膠。

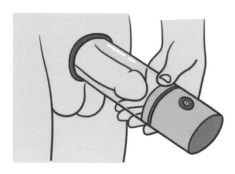

2. 將管部套至陰莖，啟動負壓幫浦直到陰莖完全勃起。

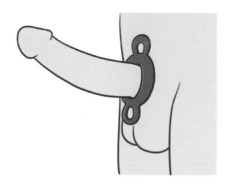

3. 將張力環套至陰莖根部並移開管部，張力環限制穿戴不超過30分鐘。

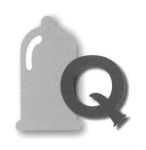

什麼是
低能量體外震波治療？

　　勃起功能障礙的治療，在威而鋼、犀利士等 PDE5 抑制物上市後就變得簡便有效多了，而且副作用也很少。只是，這樣的症狀治療，卻變成治標不治本，實際上並沒有根本解決造成勃起功能障礙的病因。

　　低能量體外震波治療（low intensity extracorporeal shockwave therapy，簡稱 LIESWT）是一種創新治療，可促進血管新生，恢復陰莖海綿體的活性，達到自發性勃起的功能。此外，低能量震波治療能促進血管內皮生長因子，並且幫助血管新生，也能誘導內皮幹細胞至海綿體內修補退化的組織及血管，所以 LIESWT 是一種復健的觀念，也是一種根本的治療。

　　震波技術應用於泌尿科可追朔至 1980 年代，例如使用高能量震波碎石術，提供尿路結石患者另一個治療選擇。近年來有些骨骼癒合不全、肩鈣化性肌腱炎、肘上髁炎、足底筋膜炎等疾病，也已開始使用中能量體外震波來治療。所以說各式能量（高、中、低）的體外震波已在各專科領域中廣泛應用，都屬於最新科技的臨床治療。

　　低能量震波治療既不用開刀，也不用打針，僅需在治療前先做陰莖血流超音波（Penile Flow Doppler Sonography），確定是血管血流減低而導致的勃起功能障礙，即可安排後續 6 週的治療。震波治療每週需 2 次，各 15 分鐘，3 週後先間隔 1 週，再繼續之後 3 週的治療，共計 12 次。每次於兩側陰莖根

部、陰莖兩側近端及中段的位置各施行 500 次的震波治療，沒有疼痛的感覺，只有組織深部會有些微痠痛感，絕大部分的病人都能完成全部的療程。

以新光醫院為例，自西元 2015 年 2 月 3 日引進最新 LIESWT 治療儀以後，已治療 50 位病人，接近 70％的病人都滿意且勃起功能有明顯的改善。值得一提的是有 11 位病人主動告知，除了勃起功能明顯改善之外，他的排尿功能，禁尿能力及骨盆腔疼痛都有明顯的改善。這也間接印證了 LIESWT 治療儀不只能治療勃起功能障礙，也能治療「非細菌性攝護腺炎」及「慢性骨盆腔疼痛」的適應症。

治療對象：

1. 國際勃起功能問卷——勃起功能（IIEF-EF）方面的數值為 20 以下
2. 超過半數的性行為無法順利完成
3. 勃起硬度指數（EHS）<=3

治療前檢查：

1. 抽血，檢驗血糖（blood surgar），膽固醇／三酸酐油脂（Chol/TG），睪固酮／攝護腺特異抗原（Testo/PSA）
2. 治療前，可先接受超音波檢查以確定陰莖動脈的流速，以利震波治療後進行比較。

如果有勃起功能障礙的患者，建議先詢問看看就診的醫院是否有此療法，並確定自己是否合乎治療標準。

簡單來說，體外震波治療儀是有別於藥物、手術的非侵入性療程，並且可重複治療的新方法。科學研究也證實此治療儀

器可有效治療以下病症：

· 血管性勃起功能障礙（ED）
· 慢性骨盆疼痛症候群（CPPS）
· 慢性非細菌性攝護腺炎

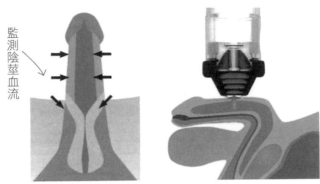

監測陰莖血流

勃起功能障礙之治療部位

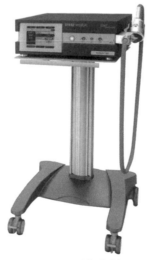

體外震波治療儀

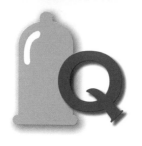

Q 何謂陰莖假體？

　　陰莖假體又稱人工陰莖，指的是植入人工材料製作的假陰莖，支撐軟弱的陰莖勃起，使陰莖達到足以插入性交的硬度，讓患者可以在性交上得到滿足，達到治療性功能障礙的目的。（屬勃起功能障礙的第三線治療）

　　根據材料和結構上的不同，陰莖假體可分為三件式、自容式及可折式，目前最常採用的有以下幾種：

三件式陰莖假體

　　陰莖假體其實是一個微型密閉液體循環系統，由可充液的圓柱體、控制陰莖勃起的液泵閥和液囊所組成，由連接導管連接為一體，是植入人體後可以自由操控的助勃器。

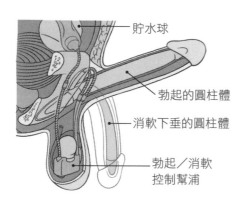

貯水球

勃起的圓柱體

消軟下垂的圓柱體

勃起／消軟
控制幫浦

三件式陰莖假體

　　當性功能障礙的患者植入陰莖假體進行性交時，液體進入圓柱體，圓柱體膨脹造成陰莖勃起，性交結束之後，液體迴流至液囊，圓柱體液體減少，陰莖便恢復軟垂狀態，整個過程與自然的性交過程非常相似，使用起來較自然。

自容充水式人工陰莖

成雙的柱體植入陰莖海綿體內，這種形態的陰莖假體手術簡便。

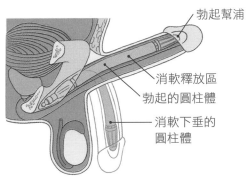

自容充水式人工陰莖

可折式人工陰莖

植入後的陰莖能活動的方向變少，只能上下彎，性交時將龜頭部扳起，射精後則調至下垂狀態，由於無伸縮能力，因此對於患者來說比較不方便。

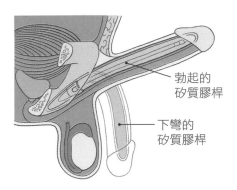

可折式人工陰莖

人工陰莖的原理

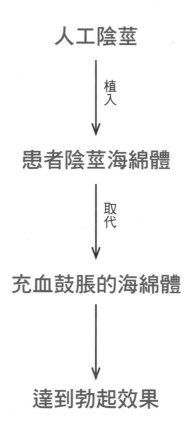

人工陰莖

↓ 植入

患者陰莖海綿體

↓ 取代

充血鼓脹的海綿體

↓

達到勃起效果

人工陰莖的主要目的，就是確保患者可以在性交中得到滿足，達到治療性功能障礙。

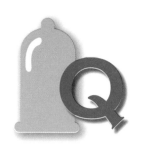

陰莖假體植入術後的併發症有哪些？

　　陰莖假體植入術後可能會發生一些併發症，但是這些併發症是可以透過預防來避免的，例如：

感染

　　陰莖假體如果受到感染，處理方式會比較困難，必須經常將假體取出，才能消除發炎症狀。為了避免感染的發生，最好在手術前、手術中及手術後都做好預防的措施，一般來說會應用抗生素，將陰莖假體浸於抗生素溶液中，並且在整個手術過程必須重視無菌操作；此外，選用大小適當的假體，也可以避免因為感染導致發炎的情形。

持續性疼痛

　　由於陰莖部位的感覺神經相當敏感，在假體植入後初期，患者可能會出現局部的不適感或輕度疼痛，這種感覺通常集中在陰莖遠端以及會陰部，一般來說在手術後幾週就會消失。但如果疼痛感持續 6 週以上，而且有逐漸變嚴重的現象，通常會需要將陰莖假體移除或重新更換才能消除持續疼痛，原因可能是陰莖假體過長的關係。

陰莖頭及尿道壓力性壞死

　　進行陰莖假體植入手術之前，應該注意選擇大小適中的假體，避免因為選擇過大的假體造成感染，同時也容易導致陰莖

頭及尿道發生壓力性壞死，此時應重新手術。手術可透過冠狀溝作小切口取出假體，更換合適的假體，然後再重新置入，很快就可以解除疼痛；相反地，如果選用了過小的陰莖假體，則容易造成龜頭彎曲，影響性功能。

陰莖皮膚壞死

在進行陰莖假體植入手術時，組織分離的動作應該要細膩，以免造成營養血管損傷；同時，要做好止血，縫合傷口應選擇易吸收和組織反應較小的縫線，縫合時應避免針距過密，才可以避免和預防造成陰莖皮膚壞死。

出血及血腫

進行手術時應確認完全縫合切口，如果已經出現血腫的現象，可以於 24 小時內採取頭低足高的姿勢，使用冰袋冷敷。

此外，陰莖假體植入術也有可能併發陰莖頭塌陷畸型、尿滯留、淋巴水腫等情形，此時可以採相對的預防措施。另外，在置入陰莖假體時，醫師會在陰莖根部腹側作切口，此時會需要使用特殊的擴張器，將陰莖海綿體向陰莖腳方向擴張。因此術後可能會出現陰莖海綿體出血或是陰莖、陰囊血腫的情形，此時處理的方法是嚴密縫合切口，抬高血腫部位並且使用冰袋冷敷局部，以利血液的回流和吸收。

假體誤穿通尿道

手術中有可能陰莖假體誤穿入尿道，為了固定尿道，防止在手術過程中因為陰莖旋轉而造成傷害以及避免陰莖假體穿入尿道的情形，在手術前可以先用導尿管插入，以尾鉗在陰莖腹側夾住導尿管。

其他

　　手術後還可能發生尿急、頻尿、排尿時疼痛以及異物感，此時應先預防性使用藥物來控制症狀；如果患者選擇置入可脹性三件式假體，術後 2 ～ 3 週必須進行充液、放液的訓練，同時也可以開始恢復性生活。

常見的併發症

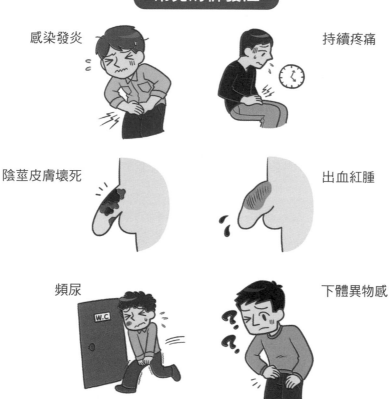

感染發炎

持續疼痛

陰莖皮膚壞死

出血紅腫

頻尿

W.C

下體異物感

　　每一種手術幾乎都有其副作用與併發症，陰莖假體植入術更需慎重預防這些併發症。

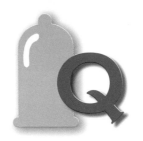

糖尿病性陽痿
適宜手術治療嗎？

　　根據臨床上的統計，男性糖尿病患會出現陽痿的機率為非糖尿病患者的三倍，有一半左右的糖尿病患者有性功能障礙，通常是因為自律神經失調和血管性病因所引起。對於糖尿病患者來說，如果採用其他治療方式效果都不佳的話，可能就會考慮採用植入人工陰莖的方式解決患者性功能障礙；但是對於糖尿病患者來說，由於手術造成的切口比一般人較難以癒合，而且較容易有傷口感染的疑慮，因此手術風險也比一般人大。

　　糖尿病患者在透過藥物治療或其他方式沒有達到療效，為解決患者性功能障礙引起的問題，在這樣的情況下，還是可以採用手術治療。

　　除了經過醫師確診之外，糖尿病患者還必須符合下列情況，才比較適合接受手術治療，例如：

1. 因糖尿病性陽痿而造成明顯的情緒變化，例如發生抑鬱的傾向。
2. 因為糖尿病性陽痿影響了家庭生活，造成患者以及配偶的困擾。
3. 雖然發生性功能障礙，但是患者的性慾、射精功能尚未受到嚴重損害，並且經過檢查，患者沒有外科禁忌症。

糖尿病性陽痿患者的手術條件

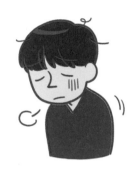

有明顯憂鬱

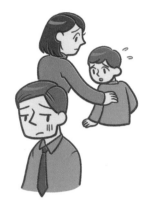

已影響家庭

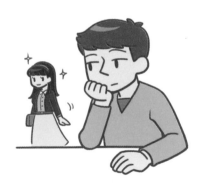

性慾／射精功能尚可

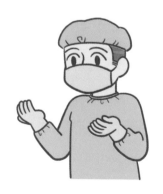

無手術禁忌症

糖尿病患者若在進行藥物治療或其他方式無效時，
若符合上述條件可進行手術治療。

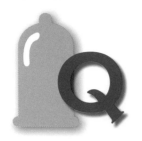

以血管外科手術治療陽痿後，該注意哪些適應症？

運用血管外科手術治療陽痿的適應症包括以下：

1. 陰莖的發育形態都正常，但因為某種原因導致陰莖血管發生阻塞，造成陽痿的患者。
2. 因為陰莖海綿體靜脈過度引流而導致陽痿的患者。
3. 進行切除腫瘤手術時，造成陰莖動脈、靜脈血管等損傷的患者。

為了提高手術的療效，血管外科手術後應該要注意以下幾件事項：

預防血栓

防止手術後形成血栓，應該在手術後採用抗凝劑以及血管擴張藥物。術後第一個月可以使用肝素，第二個月之後則改用抗血栓藥物。

預防動脈供血不足

如果患者在術後出現動脈供血不足的情形，可以使用活化血管的藥物進行治療。

戒菸

抽菸、糖尿病及高血壓對於血管都會造成不良影響，應該要戒菸，並且良好控制慢性疾病。

術後照護

如果手術之後勃起的能力逐漸減退，可以每三個月灌注活化血管的藥物，例如肝素等，幫助勃起功能。

心理問題

如果患者因為心理因素發生焦慮或是早洩的情形，應該進行心理治療，幫助患者維持滿意的性生活。

術後的注意事項

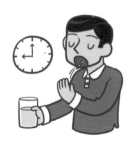

定時藥物治療

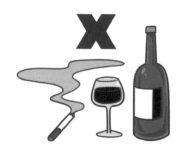

戒除菸酒習慣

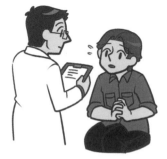

心理治療

任何手術治療後，患者皆須配合醫師所開立的藥物治療，調整正常作息、戒除不良習慣。

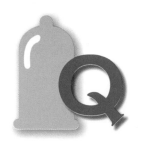

怎樣治療糖尿病性陽痿？

　　根據臨床上的統計，30 ～ 70％男性糖尿病患者有不同程度的性功能障礙，也可以說，性功能障礙是糖尿病的併發症之一。就其他的男性而言，性功能障礙約有 40 ～ 50％與心理因素有關；但對於糖尿病患者而言，性功能障礙多半與糖尿病本身有關，只有小部分原因才是心理因素造成，因此唯有控制及治療糖尿病才能減少患者的性功能障礙。對於糖尿病患者來說，特別要注意的是，一旦糖尿病出現併發症，所造成的性功能障礙通常是不可逆性。

　　臨床上糖尿病患者最常見的性功能障礙就是陰莖勃起障礙。常會合併心因性的陽痿，通常是突然發生，但可以在緩和精神上的打擊之後得到改善；如果是合併神經性或血管障礙引起的陽痿，則往往是緩慢地發生，雖然治療方式較困難，但也有治癒的可能。

心因性陽痿的治療

　　造成心因性陽痿的因素有很多，例如生活壓力太大、情緒焦慮、緊張、憂鬱、婚姻出現問題、彼此感情溝通不良、擔心性交失敗等；因此要解決心理因素導致糖尿病人勃起功能障礙的問題，首先最重要的方式就是找出患者心理障礙的原因，然後對症下藥。

器官性陽痿的治療

　　首先鑑別糖尿病患者的陽痿不是因為縱慾過度或自慰造成，而是糖尿病的併發症。在臨床上不論是補充維生素 B_1、B_6 或是以男性荷爾蒙改善內分泌的問題，都沒有很好的成效。目前較好的藥物治療方式是服用「威而鋼」，它是一種促進血液循環的口服藥物。經過臨床研究，約有 70％至 80％的患者有很大的改善；使用攝護腺素 E_1，作海綿體內注射也是一種選擇，效果亦有 80％ 左右。此外，也有些患者可以攝護腺素 E_1 錠劑治療，使用的方式是將藥劑塞進尿道，經由尿道吸收之後進入陰莖海綿體，幫助達到勃起的目的；如果藥物治療效果不佳，可以考慮手術治療，目前臨床上最常用的方式有兩種，第一種是將半硬的矽質棒裝入陰莖內，使患者經常保持半硬式的勃起，但是這種方式會對患者的日常生活增加一些不便；另一種方式裝入可控制的人工陰莖。

　　另一方面，如果透過膀胱內壓圖、測定神經傳導速度、動脈攝影以及其它電生理檢查，確診糖尿病患者的陽痿是由血管阻塞所引起者，可以採用動脈重建手術的方式進行改善。

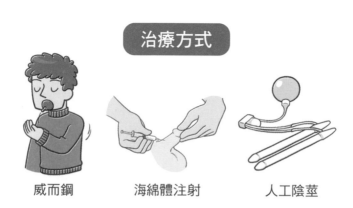

治療方式

威而鋼　　　　　海綿體注射　　　　　人工陰莖

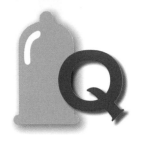

怎樣預防陽痿的發生？

預防陽痿的發生，要從下列各個層面實行：

戒除不良習慣

根據調查顯示，長期吸菸發生陽痿的機率高達 54.8％；慢性酒精中毒的男性，陽痿的發生率也超過 50％，大量飲酒會引起全身血管擴張，導致勃起困難或早洩，並且減少再次勃起的機會。此外，不規律的生活，營養不均衡以及睡眠不足等不良生活習慣，都會影響男性的性功能。

性交不宜過度

性交過度，沉浸於情慾之中，是導致陽痿的原因之一。此時，應該要停止性生活一段時間，避免各種類型的性刺激，戒除自慰的不良習慣，使中樞神經和性器官得到充分休息，是防治陽痿的有效措施之一。

增強免疫力

身體虛弱、過度疲勞或長期處於壓力之下，都是導致陽痿的重要因素。除了日常生活應該進行適當的體能鍛煉，增強體質之外，還必須注意充分休息，防止過勞，避免中樞神經系統失調。

消除心理因素

充分了解性知識，正確面對性的自然生理功能，認識心理

因素對性功能的影響，不要因為一、兩次性交失敗而沮喪擔憂，缺乏信心；同時消除不必要的顧慮，減輕對房事的焦慮感，即可避免心因性陽痿的發生。

積極治療

當出現陽痿時，應該就醫檢查，讓醫師了解疾病的發展情況，切忌隱瞞病情。聽從醫師建議，積極治療各種可能引起陽痿的疾病。同時，夫妻雙方要彼此諒解，妻子應避免指責或輕視男方，使患者能夠增加信心，幫助病情改善。

預防三原則

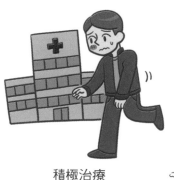

積極治療

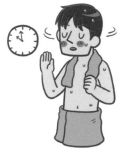

性交不過度

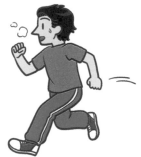

增加免疫力

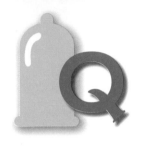

陽痿的預後如何？

　　大多數的陽痿經過適當的治療之後，都可以獲得改善或是治癒，但主要的治療效果還是取決於疾病的性質以及發病的年齡。

　　一般來說，年紀越輕的陽痿患者，治療的效果越快，時間越短；相反地，老年人發生陽痿時，就需要較長的治療時間，效果也不如年紀輕者顯著。不過這並非絕對，還需要配合患者身體、心理的各項因素。

　　就心因性陽痿而言，經過各項疏導，心理壓抑得到釋放之後，多數患者的性功能很快就可以得到改善；不過，心因性陽痿比較難以治癒的原因，與患者個人的心理健康有很大的關係，有時需要較久的時間才能改善。

　　器質性陽痿的預後差異性比較大。內分泌性陽痿經過確診之後，針對病因進行治療，通常只要原發病因改善之後，陽痿也會得到明顯的改善。

　　血管性陽痿則採用保守治療，大部分患者都可得到理想的療效；神經性陽痿，如果沒有中樞性嚴重損傷，或骨盆腔手術創傷，經過積極治療後，大多數患者也可以恢復性功能。

　　至於生殖器及全身性疾病所導致的陽痿，在原發病得到妥善治療後，預後就會更好。例如藥物性陽痿，找出導致陽痿的藥物之後，根據病情程度停藥或是換藥之後，性功能也會迅速恢復。

目前預後狀況最不理想的陽痿是糖尿病性陽痿，除了糖尿病本身，患者還可能有心理因素或是非糖尿病性器質性病變，因此較難輕易確診。同時，糖尿病患者對於生活中的精神創傷很敏感，對於疾病感到抑鬱、焦慮都可能引起陽痿；此外，糖尿病患者使用的某些藥物也會誘發陽痿，確診之後應該要減少劑量或是停用，會使陽痿的預後比較好。

陽痿類型與預後各不同

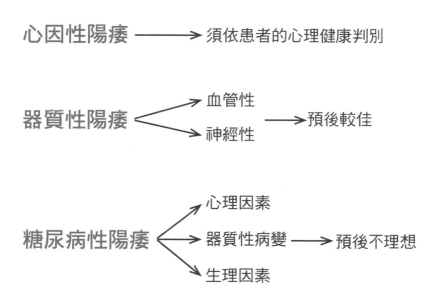

心因性陽痿 ────▶ 須依患者的心理健康判別

器質性陽痿 ＜ 血管性 神經性 ────▶ 預後較佳

糖尿病性陽痿 ＜ 心理因素 器質性病變 ────▶ 預後不理想 生理因素

大多數的陽痿經過治療後，都可以獲得改善或治癒，但整體的成果還是要依照患者的病情與身體狀況。

PART
3

早洩

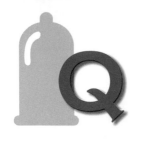

什麼叫早洩？

　　早洩與陽痿是令男性十分困擾的性功能障礙，患有陽痿、早洩的男性，有時會產生自卑感，甚至影響正常的家庭生活。

　　早洩是性功能障礙中最常見的症狀，有許多不同的定義與理解，臨床上、學術上也最容易被誤解。事實上，早洩指的是性交時間較短。

　　正常性行為的過程，是先有性興奮，然後陰莖勃起，插入陰道之後能夠保持一定的時間，然後再射精，射精之後陰莖恢復原狀。這一連串的動作順利進行，才算是正常的性行為。

　　一般來說，在性交時，男方尚未與女方接觸，或是陰莖進入陰道後不到一分鐘，便發生射精，以致不能進行正常的性交，這種情形就稱為早洩。

　　也有國外認為，早洩是指性交時男性無法控制足夠的時間就出現射精，因此讓女性未達到性高潮，陰莖變軟縮，導致性功能正常的女性約有 50％以上，在性交中無法得到滿足，因而影響性生活的和諧，就是早洩。

> 早洩可簡單分為原發性、續發性，
> 再向下探詢其病因，進行徹底根治。

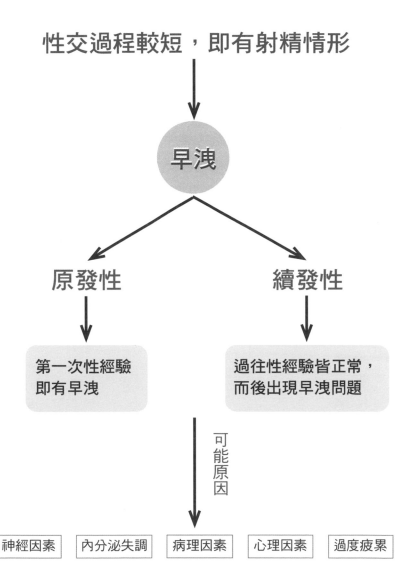

早洩的可能

性交過程較短，即有射精情形

早洩

原發性 　　　　　　　　　 續發性

第一次性經驗
即有早洩

過往性經驗皆正常，
而後出現早洩問題

可能原因

神經因素　內分泌失調　病理因素　心理因素　過度疲累

早洩的病因是什麼？

　　早洩的確切病因比較複雜。二十一世紀的醫學認為早洩有以下幾種原因：

神經因素

　　因為大腦神經與脊髓中樞神經過於興奮而引起射精，例如長期自慰或是縱慾過度等，都會誘發早洩的發生。

內分泌失調

　　睪固酮是主要的男性激素，不論男性或女性，對健康都有著重要的影響，睪固酮具有增強性慾、免疫功能、預防骨質疏鬆症等功效，如果血中睪固酮含量增高，也會引起射精中樞興奮而提早射精。

病理因素

　　臨床上常見因為器質性病變導致早洩的案例，如龜頭炎、慢性攝護腺炎、後尿道炎、精囊炎、精阜炎、腦脊髓病變、糖尿病，甚至酒精或嗎啡中毒等，都可能會引起早洩的發生。

心理因素

　　根據臨床統計資料顯示，大多數的早洩與心理因素有密切關聯，通常是因大腦皮層性中樞興奮增強導致。例如在不良的環境中進行性行為，會因為心理壓力而發生早洩；此外，過度興奮、恐慌、緊張，也會導致早洩，如新婚夫婦由於缺乏性知識，行房

時無法掌握雙方的心理及生理特點，初次性交就失敗，造成恐懼的心理壓力，繼而誘發早洩。

過度疲勞

性交過度、身體虛弱、疲勞以及夫妻間缺乏協調配合等情況，也是引起早洩的因素。

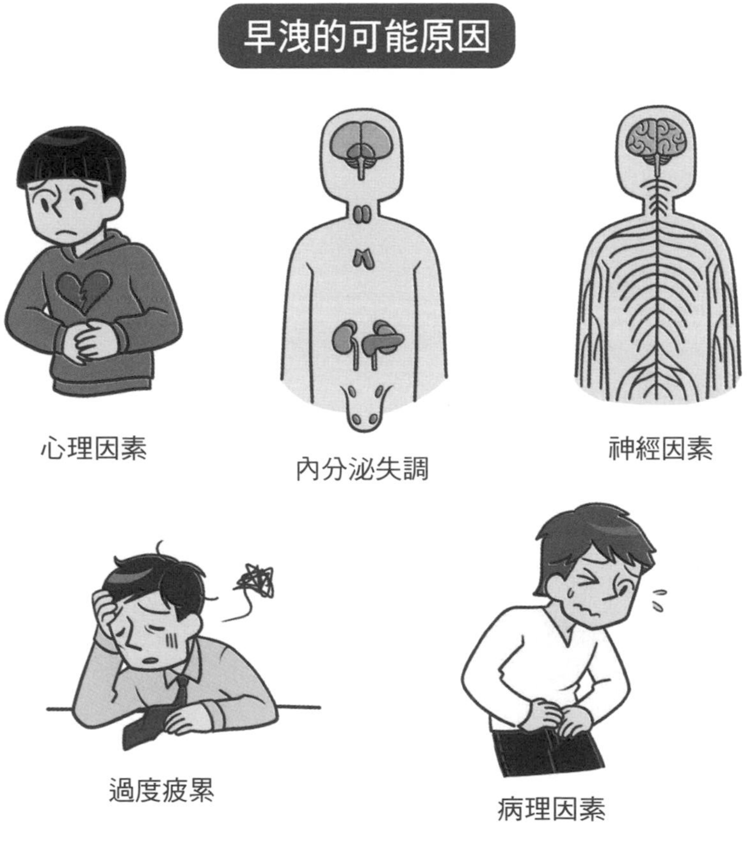

早洩的可能原因

心理因素

內分泌失調

神經因素

過度疲累

病理因素

早洩的確切病因比較複雜，醫界普遍認為原因為以上五項。

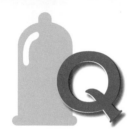

早洩有幾種類型？

早洩的常見類型有以下四型：

原發型早洩

發生在首次性交時的早洩稱為原發型早洩，通常會出現在青春期，原發型早洩常伴有正常勃起和相關的精神性焦慮。

繼發型早洩

如果之前曾經有過滿意的性生活，之後才出現早洩的情形，則稱為繼發型早洩。

急性早洩

通常出現於壓力過大、憂慮等精神狀態不佳的時候，有勃起不足的現象，如果能確診生理性或心理性誘因，一般來說在改善引起心理症狀的因素之後，早洩的情形就會改善。

隱性早洩

這一類患者通常有心理方面的的憂慮，但是不明顯，而這種隱性的精神憂慮卻導致早洩。患者常伴有陰莖勃起不足和性慾低下的現象。

根據醫學研究發現，陰莖勃起與射精前的興奮程度受到副交感神經系統所支配，在心情放鬆、休息、心情愉快、安全無憂的環境中，副交感神經可以發揮良好的作用；另一方面，射精的過程則由交感神經所支配，在興奮、緊張、欲望強烈時會

產生作用。隱性早洩的患者通常有隱性的神經失調的症狀。

早洩的類型

原發性 ── 1. 首次性交即有障礙
 ── 2. 通常發生於青春期階段
 ── 3. 常伴隨精神性焦慮症狀

繼發性 ── 1. 過往曾有正常的性經驗
 ── 2. 後來才出現早洩的情況

急性 ── 1. 病因通常是心理因素
 ── 2. 患者有勃起不足的症狀

隱性 ── 1. 患者有勃起不足、性慾低下等症狀
 ── 2. 有明顯的心理憂鬱

早洩類型可粗略分為以上四種類型，醫師會針對不同類型而進行不同的治療方法。

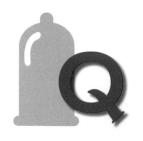

正常的射精機制應為何？

要理解早洩這種迫切射精的不佳感受，首先要了解射精的原理以及心理表現。

陰莖的勃起以及射精前的興奮過程，大都受副交感神經系統所支配，而射精過程則屬於交感神經系統的功能。

透過淺部或深部、局部或遠處的感覺神經，還有嗅、聽、視覺神經以及內在心理的刺激，都可以刺激交感、副交感神經產生反射作用，正常的情況之下，還可以透過較高中樞來控制這些反射作用。

在這些性刺激的持續之下，肌肉的收縮就會迫使攝護腺分泌，使輸精管和貯精囊的精液進入後尿道，這時候男性會感覺到迫切射精的狀態，當精液充滿後尿道時，就會產生一種不可避免地要射精的感覺，此時透過坐骨海綿體、球海綿體以及尿道收縮肌的收縮作用，將精液排到陰莖尿道，並經尿道口噴出，達到射精。

由於早洩的這種迫切射精，無法透過較高中樞的控制而延長射精，因此在這種情況下射精的體驗都是不佳的感受。

睪丸製造的精子通過輸精管，混合儲囊或攝護腺等分泌液後，從外尿道口射精。

射精的機制

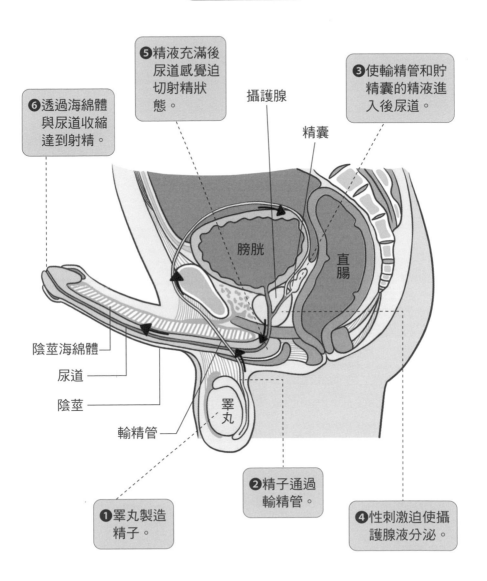

❺精液充滿後尿道感覺迫切射精狀態。

❻透過海綿體與尿道收縮達到射精。

❸使輸精管和貯精囊的精液進入後尿道。

攝護腺

精囊

膀胱

直腸

陰莖海綿體

尿道

陰莖

睪丸

輸精管

❷精子通過輸精管。

❶睪丸製造精子。

❹性刺激迫使攝護腺液分泌。

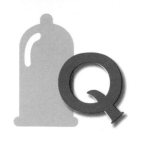

早洩與陽痿是相同病症嗎？會互相影響嗎？

　　早洩與陽痿雖然都屬於性功能障礙的種類，但是二者之間有明顯的區別。根據臨床上的統計，有高達 30％的男性有早洩症狀。然而大多數人認為早洩就是不舉、腎虧，甚至認為是因為過度使用或身體有疾病時才會發生早洩的情形，但其實陽痿與早洩的致病因素完全不同，治療方向也不同，因此還是及早就醫確診才是正確的觀念。

　　以最新的國際醫學理論來說，陰莖進入陰道後 1 分鐘內射精，就稱為早洩。雖然目前醫學上對於早洩真正的病因並沒有確切的實證，但醫界普遍認為治療早洩主要是解決男性射精控制能力不足的問題。

　　早洩除了心理方面的因素之外，有研究發現早洩與腦部控制射精的血清素訊號有密切的關係；也就是說，當大腦神經反射較快速時，控制射精的能力就會降低。早洩不只是反映男性的健康問題，同時也會造成焦慮、沮喪，甚至影響婚姻關係，因此應該要積極面對。

　　另一方面，陽痿指的是性交時陰莖不能勃起或雖能勃起但勃起不堅，或勃起不能維持，以致不能完成性交過程的一種症狀。治療上主要是解決勃起的問題。根據統計，陽痿的發生率會隨著男性年齡上升而增加，40 歲以上的男性有 16％左右有陽痿的症狀。

　　在臨床上，陽痿又分為心因性、器質性，心因性指的是因

各種領域的壓力、焦慮等原因，造成勃起障礙，當壓力解除時，勃起功能就會改善。

　　器質性陽痿則是指因為身體狀況進而影響陰莖海綿體充血，例如由於男性更年期造成男性荷爾蒙不足、抽菸、肥胖、高血糖、高血脂等。器質性陽痿的患者必須針對慢性病進行妥善的治療，才能延緩勃起功能障礙的惡化，同時降低心血管疾病的發生率。

　　至於早洩與陽痿之間的關係，有研究認為，早洩是陽痿初期的徵兆，如果早洩情形嚴重便會導致陽痿的發生，因此治療早洩同時是預防陽痿的有效措施；此外，陽痿也時常伴隨早洩的現象。雖然兩者都屬於性功能障礙，但是必須採取的治療方式不同。

陽痿的類型

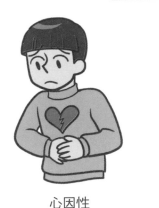

心因性

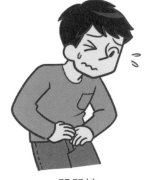

器質性

醫師通常會依患者的生、心理狀態來判別為心因性或器質性陽痿。

早洩與陽痿、遺精有何關係？

　　早洩、陽痿與遺精三者關係密切，但在臨床上的表現各有不同的症狀。

　　早洩是因為過早射精而導致陰莖萎軟，無法繼續進行性交，而陽痿則是陰莖無法勃起或是勃起無法達到可進行性交的硬度。

　　遺精則是指男性在青春期之後沒有透過性交或自慰而發生精液自行外泄的情形。醫學上認為，遺精會特別出現在某些疾病的患者身上，例如：慢性攝護腺炎、神經衰弱等，中醫則認為遺精本身就是一種疾病。

　　遺精可以分為生理性遺精和病理性遺精，主要從年齡、身體狀態、遺精時陰莖勃起情況、精液質量以及遺精後自覺症狀方面來鑑別。

　　生理性遺精常見於精力充沛的青壯年，精液多而且粘稠，遺精時陰莖勃起功能正常，沒有伴隨其他症狀；病理性遺精則多見於老年人或是身體虛弱的患者，其他例如：長期抽菸、酗酒、肥胖、自慰過度、性行為過度的人也會有病理性遺精的情形，而且精液量少而稀，通常會伴隨勃起障礙，遺精之後還會出現疲憊、腰痠、頭暈等症狀。

　　由此可知，早洩發生在性交一開始，遺精則是在沒有性行為時就會發生。若長期遺精會造成早洩，而早洩的情形如果維持一段時間，也可能會造成陽痿。也就是說，早洩、陽痿、遺

精三者之間互相影響，也會同時出現。

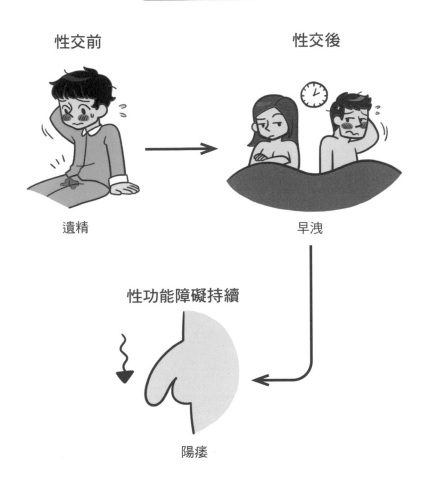

圖解性功能障礙

性交前

性交後

遺精

早洩

性功能障礙持續

陽痿

遺精、早洩、陽痿三者會相互影響，也可能同時出現。

早洩的一般性治療有哪些？

早洩的一般性治療的內容有：

性教育

正確的看待性的問題，掌握性生活規律，其實可以避免早洩的發生，同時也不會因為一、兩次早洩就以為罹患了性功能障礙。而正確的性教育可以幫助夫妻雙方解除精神緊張，消除恐懼心理。同時，如果男性發生早洩，女性可以適度關懷和體貼，給予精神上的鼓勵。

減少性生活

如果發生早洩次數較多，可以停止一段時間的性生活，避免性的刺激；同時，維持規律的生活、充足的睡眠、注意飲食的營養均衡，並且適度的運動。如果有飲酒習慣的人，在發病期間應該避免飲用任何酒類。

使用保險套

進行性行為時使用保險套，可以降低性興奮時龜頭的敏感性，同時也能延長性交的時間，避免發生早洩。

冷熱水交替坐浴

冷熱水交替坐浴可以改善尿道抑制射精的能力，患者可以每天睡前先以冷水坐浴 15 分鐘，再以溫水坐浴 15 分鐘，藉此改善早洩的症狀。

女方協助反覆練習

　　治療過程一開始，醫師首先會要求著重感覺焦點的練習，經過訓練後，如果男性可以忍受性器官撫摸之後，就可以採用「止射」和「擠壓」療法。這兩種方法主要都是在男性尚未有射精迫切感時，進行延緩射精的練習，這些練習需要女性反覆數次，鍛練男方的抑制射精中樞。

女性幫助延緩射精

　　在性行為過程中，女性可以用手托住陰囊並且壓向恥骨聯合，促使男性感到興奮，並且在即將射精之時，向下輕柔地牽拉陰囊及睪丸，如此反覆多次練習，可以降低性興奮達到延緩射精的功效。

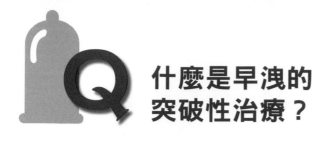

Q 什麼是早洩的 突破性治療？

　　早洩過去沒有好的治療方法，醫師通常都建議患者採取行為療法，例如避免過度興奮，或者建議患者每日服用抗憂鬱藥，但這些都未經大規模臨床試驗證實療效，也缺乏長期追蹤治療。

　　而今，如同口服藥治療勃起功能障礙掀起革命性的進步，專門針對治療早洩的口服藥，2014 年已在臺灣上市（Priligy®，必利勁 ®）。此口服藥在性行為前 1 小時服用，可快速吸收發揮作用。全球累積將近 1 萬名參與的臨床試驗中，已充分證明可有效延長男性射精時間。一般效果是可延長治療前時間的 3 倍；例如治療前是 1 分鐘，治療後約是 3 分鐘；治療前是 5 分鐘，治療後可延長至 15 分鐘。

藥物的服用方式：

- · 於計畫性行為前 1 ～ 3 小時服用
- · 服用時至少搭配 1 整杯水（約 250CC）
- · 將整顆藥錠吞下服用
- · 每 2 小時內最多僅可服用 1 次
- · 必利勁 Priligy® 可搭配（但非必要）食物服用

較常發生的藥物不良反應：

頭暈、頭痛、噁心、嘔吐、失眠、腹瀉、疲倦。

有極少數的病人有昏厥的現象，但若於服藥前確定有喝水約 250CC，通常都不會發生。

使用必利勁對早洩的改善

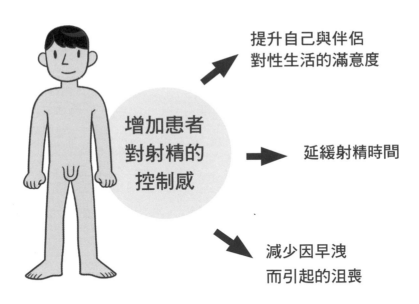

增加患者
對射精的
控制感

提升自己與伴侶
對性生活的滿意度

延緩射精時間

減少因早洩
而引起的沮喪

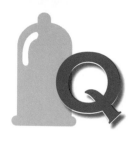

還有哪些方式
可以輔助治療早洩？

　　西藥在治療早洩方面，有以下幾種方式：

內服藥

　　早洩患者出現明顯的焦慮症狀時，可以在醫師的指示之下給予小劑量的抗焦慮藥或鎮靜藥來降低興奮。這一類的藥物通常能抑制中樞神經系統，輔助治療早洩的問題。2010 年以口服藥物來治療早洩問題已有突破性的發展（請見第 126 頁）。

外用藥

　　在性交前 30 ～ 60 分鐘塗抹，塗抹前應該先洗淨陰莖龜頭，將藥物塗抹於陰莖頭部，以降低陰莖頭部對性刺激的敏感性。這一類外用藥膏通常具有麻醉的藥效，要特別注意只能少量塗抹在龜頭上，否則會影響陰莖勃起功能，降低射精反應，甚至導致不射精的情況。

心理治療

　　主要藉由心理分析找出導致早洩的心理因素，然後進行心理輔導，使患者消除病因，建立正常的射精條件反應。

早洩的另類治療

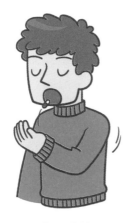

內服藥物

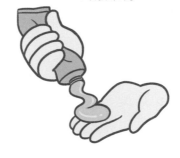

外敷藥物

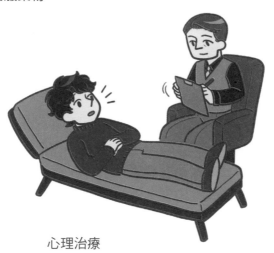

心理治療

早洩的另類治療大致可分為內在、外在治療，
或是合併兩種方式的治療。

捏擠法能治療早洩嗎？
如何操作？

捏擠法為非藥物治療早洩的最佳方法，它可以緩解男性射精的緊迫感，改善射精的反射狀態，重建正常的射精時間。雖然捏擠法男女雙方都可以進行，但由女方操作會比男方單獨進行獲得更好的效果。

第一階段

這個階段不進行性交，男性採取仰臥的姿勢，女性坐在一側，將拇指放在陰莖龜頭繫帶部位，食指和中指放在陰莖另一側，捏擠壓迫 4 秒鐘後然後突然放鬆，間隔幾分鐘後再重複這個動作，無論男方是否有射精感，捏擠的輕重與陰莖勃起程度成正比；換句話說，在充分勃起的情形之下用力捏擠，沒有勃起的情形時則用中等力量捏擠就可以。這個階段需要連續進行 4 ～ 5 天。

第二階段

採取男下女上的姿式進行性交，在陰莖插入陰道之前，女性先捏擠陰莖 3 ～ 6 次，方法與第一階段相同；接下來進行性行為，陰莖插入陰道後短暫停留，然後拔出再次捏擠；然後再插入陰道中進行性行為，直到快要射精時，再次進行捏擠，直到陰莖可以停留在陰道內 4 ～ 5 分鐘時，就可以完成性行為達到射精。通常這個階段需要 2 周的時間。

第三階段

　　此階段主要是進行陰莖根部捏擠。在性交過程中，採取男上女下的姿式，陰莖插入陰道之後，女性一面間斷捏擠陰莖根部，一方面主動進行磨擦，直達到陰莖可以停留在陰道內 10 ～ 15 分鐘並射精為止。這個階段需要 3 ～ 6 個月的時間練習，才能維持較好的療效。

　　進行捏擠法時，最重要的是施力要恰當，以男性不感到疼痛為主；同時，捏擠的力道根據勃起程度進行調整，捏擠的方向為由前往後，而不是向兩側擠壓；在捏擠前，女性應該先修剪指甲，避免用指甲的部位施力，而是使用指腹的力量；此外，進行捏擠時，可能會引起陰莖勃起的硬度減退，這屬於正常現象，不必過於擔心。

　　在經過第一階段的捏擠治療之後，在進行第二、三階段的性行為時，男性一開始可能很快就會射精，這種狀況不會影響預後，應該要放鬆心情，不要緊張。

 # 預防早洩的發生

生活中應該如何預防早洩的發生，可以從下列幾個面向著手：

正確的性觀念

夫妻雙方都應該要有正確的性觀念，了解男女之間性生理的差異，才能互相體諒；同時消除因為誤解而造成的精神壓力，對於改善早洩有幫助。

適度運動

運動是維持身體健康重要的因素之一，加強體能訓練，同時能緩解情緒，避免因為身心疲憊而導致早洩。

避免縱慾過度

避免過度自慰、放縱情慾等刺激性行為，養成規律、節制的性生活，才能預防早洩。

互相體諒

如果偶爾有早洩的情形，女性應給予安慰和諒解，一起克服恐懼、緊張和內疚的心理；如果早洩的情形持續一段時間，最好暫時不要進行性行為，避免不良的性刺激。同時，患者應該要積極治療可能引起早洩的各種疾病，避免誘發早洩的發生。

預防早洩的六大原則

正確性觀念

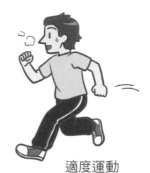

適度運動

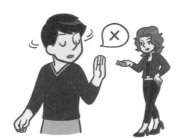

避免過度縱慾

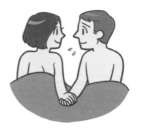

伴侶互相體諒

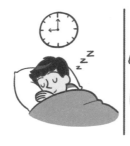

培養正常作息

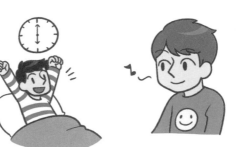

心情調適

男女雙方都應該徹底瞭解正常的性知識，以建立健全且健康的性愛。

早洩的預後

　　一般來說，早洩只要經過適當的治療都可以獲得改善，只是達到延遲射精的程度會有所不同，或是療效分為短期、遠期的差別。

　　如果患者是單純性早洩，通常不會發生陽痿的症狀，有些患者本身就屬於快速射精，但是陰莖勃起的狀況一直都正常；相反的，如果早洩伴有勃起功能障礙，發展為陽痿的機率就會提高，但不是一定會發生。

　　此外，早洩的患者是否能正常生育，取決於陰莖是否能插入陰道，如果患者的陰莖能進入女性陰道，那麼早洩就不會影響生育的功能。

早洩的可能影響

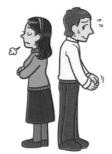

影響夫妻生活

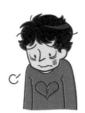

患者心理健康

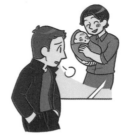

不利生育

勃起障礙

早洩只要經過適當的治療都可以獲得改善，因此患者不必過度焦慮。

PART
4

遺（滑）精

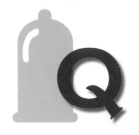

精子是怎樣產生的？
正常精液的標準是什麼？

　　男性的精液包括精子和液體精漿兩個部分，精子由睪丸產生，精漿則由副睪、攝護腺、精囊、黏液腺等部位分泌。在精液中，精子會懸浮於精漿中，精漿的作用則為保護及活化精子。

　　精液是黏稠蛋白色的液體，呈弱鹼性，有特殊的腥味。精液中的精子含量佔不到 1％，其餘 65％為精囊液，30％為攝護腺分泌物，4％為尿道球腺及尿道旁腺分泌物。

　　成熟的精子來自發育正常的睪丸曲細精管，從精原細胞經過幾次分裂、發育、形態改變而成，其中的過程依次為：精原細胞→初級精母細胞→次級精母細胞→精子細胞→最後成熟為精子。

　　成熟的精子形態似蝌蚪，分為頭部和尾部。頭部由核和頂體所組成，尾部則由頸、中段、和尾段組成。精子分有 X 精子和 Y 精子，主要的功用是決定受精卵男女的性別。成熟的精子平日貯存在副睪管內，射精時從副睪管經輸精管、射精管而被送入尿道。如果不射精，這些精子就會在副睪管中吸取養分生存，過了一段時間之後，這些貯存在副睪管的精子就會被副睪管細胞吸收。

　　正常人精子的產生、釋放有規律的周期性，一個精子的週期為 15 ～ 17 天，一個精原細胞透過正常的分裂過程，大約可以產生 100 個左右的精子，一個正常男性每天能產生 3 億個左

右的精子，一生中產生的精子數約一萬億個。根據世界衛生組織設定的正常精液指標，每次射精量約 2～5c.c，每 c.c 精液中至少含 2 千萬個精子，每次射精總精子數至少 4000 萬。

　　一般來說，衡量精液是否正常的標準，以不進行性交、沒有發生遺精或自慰 3～5 天之後，採用自慰方法收集精液，保持溫度 25℃，一小時以內送檢。正常的精液為乳白色，新排出的精液有特別的腥味，接觸空氣後，會轉變成凝膠狀，30 分鐘之後會液化成液體狀，如果在射精後無法凝固或是凝固後不液化，表示精液中的酶無法有效作用，屬於不正常的現象。

　　精液透過檢查之後，活動的精子應該多於 75％，無活動力的精子應少於 25％。如果精子過少、活動力太低或是畸型、死亡的精子比例過高，受精的能力就都會下降。

精子的產生過程

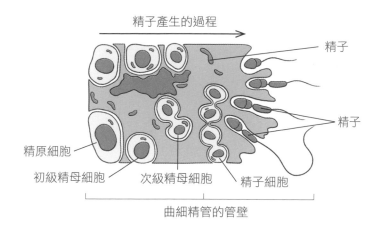

精子產生的過程

精子

精子

精原細胞

初級精母細胞　　次級精母細胞　　精子細胞

曲細精管的管壁

什麼叫遺精？

　　遺精的是成年男性在非性行為或自慰的情形下，精液外洩的一種症狀，臨床上的遺精分為夢遺與滑精二種。

　　夢遺指的是睡眠時作夢而發生的遺精現象；而滑精則是指無夢而遺，甚至是清醒時受到感官色情的刺激而發生的遺精現象，這兩者在本質上沒有什麼不同。通常遺精的發生與性刺激、長期自慰或過度性交，導致大腦皮層持續存在性興奮而誘發遺精有關；此外，神經衰弱、攝護腺炎、副睪丸炎、精囊炎、包皮炎等也會導致遺精的發生。

　　一般身體健壯未婚男性，或婚後夫妻分居的男性，每月遺精 1 ～ 2 次，而且沒有明顯的不適感，都屬於正常的生理現象；但如果出現過度頻繁的遺精，則可能反應出身體的問題，必須就醫檢查，確診之後針對病因進行治療。

　　遺精是男性發育的信號，睪丸成熟之後就會開始產生精子，其它生殖腺也會開始分泌及製造精漿等液體，一旦受到性刺激，精液就會經由尿道排出，形成所謂的「遺精」。根據統計，約有 80 ％的未婚男性都會出現這種現象，因此不必過於擔心，就像是人體其他器官例如胃分泌胃液、腸分泌腸液一樣，屬於正常的生理現象，只是精液並非每天排出，而是每個月 1 ～ 2 次左右，多則 3 ～ 4 次。

遺精的可能因素

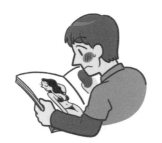

過度性刺激

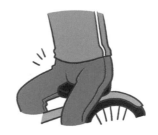

生殖器受壓迫

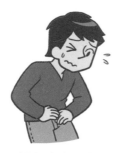

某些疾病症狀

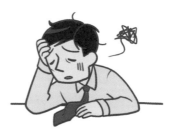

過度疲勞

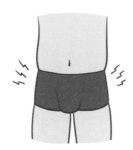

衣褲過緊

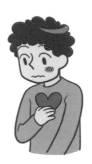

心理因素

遺精是指男性成年非性愛或自慰時精液外洩的一種症狀。

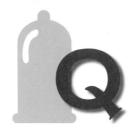

遺精是一種病態嗎？

　　一般而言，正常健康的未婚男性每月發生 1 ～ 4 次遺精都屬於正常的生理現象，通常會在婚後有了正常的性生活，遺精的頻率也會降低甚至消失。

　　有些男性婚後出現遺精的現象便懷疑自己是否罹患疾病，心中產生壓力，使工作、學習效率降低，甚至影響了夫妻性生活的和諧，其實是沒有必要的。

　　但是，有幾種遺精則屬於病態性遺精，例如性生活正常的已婚男性仍經常遺精、遺精次數過於頻繁，有時候甚至到一天好幾次，還出現頭暈乏力及腰膝痠痛的現象、或是遇到性刺激就會發生遺精等，這些遺精的現象就需要特別注意，並及時就診。

　　如果沒有及時調整頻繁遺精的現象，會導致嚴重的心理問題，而且形成一種惡性循環——頻繁遺精會引起心理壓力，而壓力又加重遺精的頻率。

造成男性頻繁遺精主要原因有

局部刺激

　　內褲太緊、棉被過重、太熱或是趴睡，使生殖器受到刺激。

頻繁自慰

過度頻繁的自慰會使攝護腺充血，脊髓射精中樞呈現病態性興奮因而誘發遺精。

過度疲勞

過度體力或腦力勞動，會使身體疲憊，睡眠深沉，因大腦皮質下中樞活動加強而導致遺精。

心理因素

受到性刺激影響，例如色情書刊或電影中的性刺激鏡頭，刺激大腦便誘發遺精；或是與女性密切接觸使思想過分集中在性的問題上，因而導致遺精；也有因為長期過度的性幻想，使大腦中樞的性中樞過度緊張，控制力下降，導致一有性衝動就會遺精。

生理疾病

生理因素是頻繁遺精最常見的原因，例如包皮過長、攝護腺炎、尿道炎、陰莖龜頭炎等都會導致遺精。

 **青少年時期出現遺精可怕嗎？**

　　一般未婚青少年發生遺精屬於正常的生理現象，約有 80％ 的未婚男性有過遺精的經驗。男性在青春發育期，生殖系統同時也會逐漸發育成熟，睪丸、副睪、精囊及攝護腺等性器官時刻都在生產精液，而精液在體內貯存一段時間之後，通常會在體內被吸收；但另一種情形，就是在性刺激、性慾衝動，或是生殖器官受到外界刺激時，不自覺地排出體外，造成遺精。

　　青少年在性成熟後，一個月發生遺精 1 ～ 4 次屬於正常現象，醫學上將這種自然生理性遺精，形容為「滿則溢」，也就是男性成熟、性功能正常的表現。

　　但是有些家長不了解遺精的原因，發現孩子遺精就誤認為遺精對身體有損害或是患了疾病，因此造成孩子的心理壓力；此外，有些青少年會對自己遺精的現象感到恐懼與焦慮，產生了不良的心理反應，尤其在臨睡前害怕夜間遺精而造成精神緊張。

　　因此為人父母，應該具備正確的性知識，幫助青少年了解自己的身體狀況，才不會因長期擔心而引起神經衰弱。這種心理因素甚至會持續到成年，有時還會導致性功能障礙。

　　至於過度頻繁的遺精現象，也可能是其他疾病所引起，應該要特別注意，並且請教專科醫師，進行治療。

生理性VS病理性遺精

生理性遺精

1.常見於 < 未婚、婚後分居者
　　　　　身體健康、精力佳的青壯年

2.通常一個月1～4次

3.不會有其他特殊症狀

病態性遺精

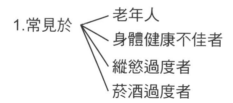

1.常見於 < 老年人
　　　　　身體健康不佳者
　　　　　縱慾過度者
　　　　　菸酒過度者

2.出現次數不固定

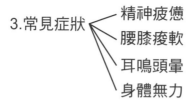

3.常見症狀 < 精神疲憊
　　　　　　腰膝痠軟
　　　　　　耳鳴頭暈
　　　　　　身體無力

遺精通常是正常的生理現象，但若頻率過高時，
應儘早就醫，診斷是否為其他疾病所致。

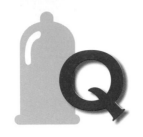

男性青少年時期的性生理和性心理有何變化？

　　青春期是兒童變為成人的必經階段，也是性生理和性心理發育成長的關鍵時期。女性的青春期約由 10 ～ 14 歲之間開始，男性則在 12 ～ 17 歲之間開始。在這段期間，師長與父母如果可以正確指導青少年，健康地度過青春期，對於成年之後的心理及生理健康都有很大的正面意義。

　　青春期最大的特徵，是生殖器官迅速的發育，以及第二性徵的出現。當男女進入青春期時，在生理上會連續產生明顯的差別，這種生理上的差別被稱為第二性徵。

　　性徵指的是男女兩性在生理上的特徵，每個嬰兒出生時，通常都是根據男女生殖器官來分辨性別，因此生殖器官稱為第一性徵，而在青春期間男女各別出現的則稱為第二性徵。

　　當進入青春期，男生的第一性徵陰莖與睪丸、精囊等逐漸成熟，而第二性徵會逐漸出現，包括皮膚變得較油膩，排汗量也逐漸增加，痤瘡（俗稱青春痘）開始出現；聲音變得低沉以及喉結凸出明顯；長出鬍子、腋毛、陰毛等體毛；體型也會改變，肌肉結實、身高及體重都開始增加。男性第二性徵的明顯與否和外生殖器官的大小（尤其是陰莖的長短），與性能力的強弱無關，和心理的成熟度也無關。

　　男性青春期還會出現第三性徵，屬於個性方面的變化，而且隨著個體不同而有不同的表現。例如責任心、堅強、剛毅等等，是比較抽象的變化。

當第二性徵出現之後，青少年的心態便會出現明顯的變化，包括：

獨立思考

青少年的智力發展迅速，開始可以獨立思考，同時也會有懷疑性的思索，因此喜歡探索和思維，同時也會出現自我意識、思想，有強烈的自尊心，經常自以為是，容易與家長和老師爭辯。因此，青少年在這個階段很容易情緒激動、動搖，個性也比較衝動、不穩定。

對異性的排斥與吸引

國中時期的青少年通常會排斥女性，不願意與女性坐在一起或是活動，甚至連與女同學說話都會感到難為情、羞澀；到了高中之後，由於性心理變化迅速，也對異性充滿好奇與吸引力，經常會因想吸引異性注意而表現自己，作出勇敢、大膽的行動，這個階段的青少年便有了對性方面的需求。

模仿心理

青少年時期的模仿心理旺盛，尤其表現在性心理上，例如色情書刊，電視、電影的性行為或暗示，情慾圖片，甚至兩性之間的親暱動作，都會對青少年產生影響，甚至進行模仿。因此在這個階段，特別容易受到外界誘惑，家長與老師應該要特別關心。

尤其是錯誤的性觀念所造成的性暴力問題。男性在生理發育成熟後會有性衝動，如果沒有正確教導兩性關係，經常會使男性對「性」有偏差的想法，加上色情媒體經常將女性物化，

很容易就會使發育中的青少年對性觀念產生扭曲，導致未來在兩性關係上出現暴力傾向。

對生理發育的焦慮

由於男性的主要性器官是外露的，因此青少年時期很容易會和別人做比較。有些青少年因為和同學比較或是看色情錄影帶，因此產生不必要的自卑，個性可能因此變得內向、膽怯。其實在學理上，只要能勃起達到性交硬度的陰莖，都是可以有良好性生活的。因此，青少年時期的性教育是相當重要的一環。

此外，還有些青少年對於遺精產生恐懼，認為會損傷元氣、影響性功能，其實這些都是錯誤的觀念。有些青少年對於因為性幻想而發生自慰也會感到罪惡感，其實只要不是沉迷於色情刊物，過度自慰，都屬於正常的生理發洩，不必過於擔心，不妨安排多樣的的課外休閒活動，使身心能夠均衡的發展。

青春期最大的生理轉變特徵，即為性器官的發育。因此同儕之間容易出現比較心態。

青少年常見的生理及心理變化

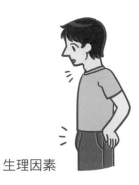

生理因素

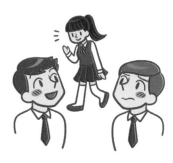

對異性產生吸引／排斥

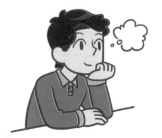

獨立思考能力

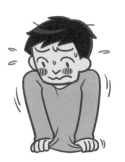

生理發育產生焦慮

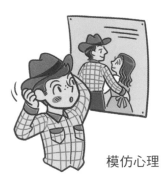

模仿心理

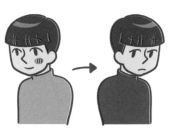

個性轉變

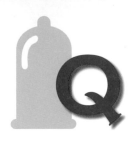

遺精的預後如何？

　　遺精在性功能障礙中屬於較輕的症狀，因此在治療上也比較容易，相對的預後也比較好。但長期頻繁的遺精，有可能會影響陰莖勃起的功能，如果發生因為頻繁遺精而導致的勃起功能障礙，可以實行節慾一段時間，減少性行為，經過半年左右症狀應該就會得到改善。

　　有些患者有過度自慰的習慣或是沉溺於色情，這種情況會增加治療上的難度，造成治療效果不佳。此外，有部分的遺精患者，會因為心理上的恐懼而導致神經衰弱，因此變成一種惡性循環。這種心理因素會加重遺精的症狀，妨礙遺精的治療，最後甚至還會演變成難以治癒的頑固性遺精。

　　換句話說，基本上遺精不會對人體造成很大的傷害，治療中的患者不必因此而過度擔憂，只要維持正常而規律的性生活，並且按照醫師指導，進行積極的治療，遺精症狀就可以或得改善，也就是說，遺精的預後是良好的。

> 遺精屬於較輕微的性功能障礙，
> 因此在治療上也較容易。

如何改善遺精症狀？

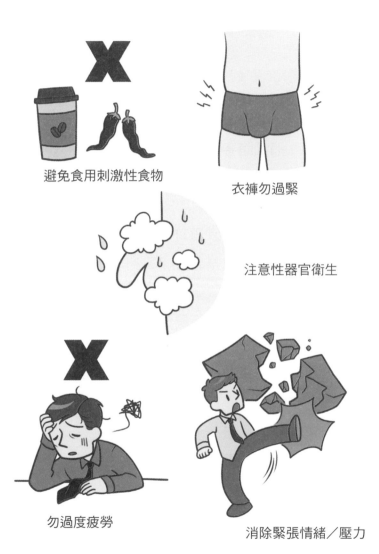

避免食用刺激性食物

衣褲勿過緊

注意性器官衛生

勿過度疲勞

消除緊張情緒／壓力

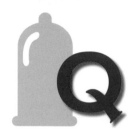

Q 滑精是怎麼回事？

　　夢遺與滑精都是遺精的症狀，在致病原因上是一致的，只是症狀上有些差別。夢遺是睡覺時夢見性行為而發生遺精的，而滑精則是沒有作夢或是也沒有性刺激便出現遺精。

　　就發生的順序而言，滑精常是因為遺精逐漸發展而導致的結果。

　　就程度而言，滑精比夢遺嚴重，因為沒有性刺激就發生遺精，表示控制射精的機制出現問題。如果是因為偶爾身心過度疲勞出現滑精，就沒有問題；但是如果在白天或是上廁所時有少量精液滑出，那就必須要就診治療。

　　醫學上認為滑精是因為中樞神經的機能興奮所導致。長期的自慰、過度縱慾、性交無度等都可能會造成中樞神經長期處於興奮的狀態，抑制射精的機能減弱，因而導致滑精。

　　患者除了精液會無故滑出之外，還會出現面青唇白、四肢冰冷、精神不振、畏寒、腰膝痠軟等症狀。

> 滑精是指沒有性刺激就發生精液外遺的
> 現象，很可能是射精機制出了問題。

滑精的其他症狀

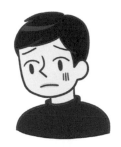

面青唇白

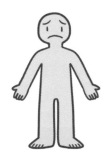

四肢冰冷

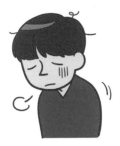

精神不振

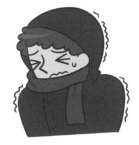

畏寒

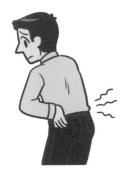

腰痠

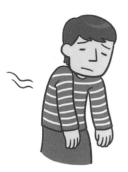

全身無力

治療滑精的主要原則是什麼？

在沒有任何性刺激的情況之下遺精稱為滑精。

患者可能會出現頭暈、腰痠、腿軟、精神萎靡、疲倦乏力等症狀。和遺精症狀不同的是，遺精雖然也會有精子排出，但只要發生次數在正常範圍以內就不算疾病。不過，滑精不論發生的次數都屬於異常現象，如果只是因為疲勞而偶然發生，經過充分休息就會改善，但是如果是因為精阜發炎、體質虛弱、罹患慢性疾病、腰脊髓受到刺激性損害、嚴重的神經衰弱、長期過度疲勞或是精神緊張等，所引起的滑精就需要治療。

治療滑精的主要原則為：

及早治療

發現滑精的情形時應該要及早就醫檢查，及早治療。只要積極地配合醫師持續治療，一般來說很快就能改善並且治癒。如果是因為其他疾病而引起的滑精，只要消除或改善原發疾病，滑精的現象自然也會消失。

節制性生活

對於性行為應該要節制，同時調整生活方式，合理安排作息時間，使得身心都可以得到放鬆，滑精的症狀也會相對減輕。

增強體質

　　進行適度的體能鍛鍊，例如跑步、太極拳、游泳等運動，或是安排各種有利身心健康的娛樂活動；在飲食方面應該要攝取均衡的營養，增加身體的抵抗力；此外，每天可以進行冷水浴的治療，用冷水沖洗陰囊 1 ～ 2 次，每次 2 ～ 3 分鐘。

滑精的治療原則

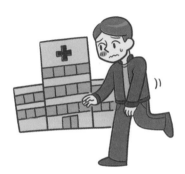

及早治療

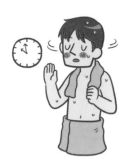

節制性生活

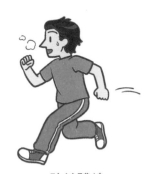

強健體魄

發現滑精的情形時應及早就醫檢查病因，以避免病情加重。

PART
5

血精

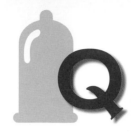

什麼叫血精？

　　血精症是精液中出現點狀或塊狀的血液，導致精液呈現棕色或是紅色的情形。換句話說，正常的精液為乳白色或乳黃色，如果排出的精液為粉紅色、紅色或是棕紅色，有些可以看到血絲，這種症狀就稱為血精。

　　血精症好發於 40 歲左右的男性，患者常不自覺，而是透過伴侶發現；根據統計，超過 50％以上曾經出現過血精的患者，在數週或數年後會再發生血精的現象。

　　根據病變性質與含血量不同，有些血精的臨床表現肉眼就可以觀察到，有些則是在顯微鏡下發現有少量紅血球，血精常會帶來患者及伴侶的不安。

　　一般認為血精是精囊炎或攝護腺炎特有的症狀，但尿道、攝護腺或精囊有腫瘤或其他問題時，也有可能會出現血精的現象。

　　精囊位於攝護腺上方，膀胱與直腸之間，末端與輸精管末端匯合形成射精管通向尿道，它的分泌物也是精液的組成成分之一。

　　由於精囊與攝護腺、尿道、直腸等器官相鄰，當這些器官受到感染時，細菌很容易就會蔓延到精囊而引起炎症。炎症造成的刺激，導致精囊壁出現腫脹、充血、滲出；此外，精囊壁層內有一微小的血管網層，內含有豐富的微血管，容易因為受損傷而引起出血，這些原因都會導致血精。此外，如果血精是

由感染造成，患者通常還會伴隨輕度的直腸、會陰及下腹部疼痛的情形，如果泌尿道受到感染，還會出現排尿疼痛等問題。

　　一般來說，在射精時精液的前段出現血液，大部分是尿道的問題；射精的後段時出現血液，則有可能就是攝護腺及精囊的問題。

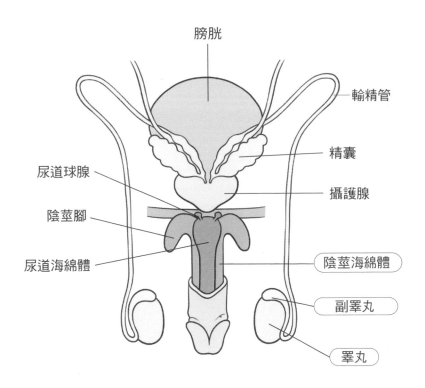

精囊的位置

膀胱

輸精管

精囊

攝護腺

尿道球腺

陰莖腳

尿道海綿體

陰莖海綿體

副睪丸

睪丸

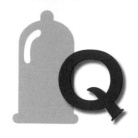 # 血精的原因是什麼？

　　有 60％的血精症狀經過檢查仍原因不明，其他較常見的有以下幾種：

精囊及射精管疾病精囊及攝護腺疾病

　　精囊發炎、結核、囊腫、結石、損傷等，是血精最常見的原因。

攝護腺疾病

　　攝護腺炎、攝護腺肥大或是攝護腺腫瘤等。

生殖系統發炎

　　尿路或是生殖道感染、睪丸或副睪丸炎；此外，還包括性傳染病等。

腫瘤或外傷

　　攝護腺腫瘤、精阜乳頭狀瘤、外傷等，可能導致生殖道微血管破裂出血，使血液混入精液而出現血精。

　　其他例如醫源性外傷、經直腸攝護腺切片等造成的創傷，也會引起血精；過度的性生活造成骨盆腔內充血，也都會造成生殖道微血管損傷而出現血精。

全身性疾病

　　凝血功能障礙或是嚴重高血壓等疾病，也會引起血精。

出血性疾病

　　紫斑性白血病、壞血病等疾病，會使血管脆性增加、改變凝血機制，因此而引起血精。

其它

　　精索靜脈曲張、會陰部長期反覆受到壓迫，或是精阜旁後尿道上皮下靜脈擴張破裂都可能會引起血精。

血精常見的五大因素

攝護腺、精囊疾病	出血性疾病	全身性疾病

外傷	生殖系統受壓迫

根據調查有 60% 的血精症狀仍查不出原因，
而其中常見原因為以上五種。

血精的診斷要點是什麼？

　　發現血精之後，通常會進行幾項例行性檢查，醫師會根據下列檢查結果判斷是否為血精，檢查項目包括：

尿液檢查

　　確認泌尿系統是否有發炎的現象。

精液分析

　　採檢精液分析除了可以確診血精之外，也可以了解精子的數目、活動力、形態，還有是否有發炎的情形。

X 光檢查

　　X 光進行靜脈腎盂攝影術，了解有無異位性輸尿管，或是尿道攝影，可以知道尿道是否有損傷的情形。

肛門指診

　　以肛門觸診的方式檢視攝護腺的大小、有無疼痛感、腫漲的情形，最重要的是可以發現是否有腫瘤。

超音波檢查

　　以超音波檢查攝護腺或是精囊是否有出現發炎或腫瘤。

膀胱鏡檢查

　　以膀胱鏡針對攝護腺進行檢查，包括大小、是否有發炎充血的現象，以及尿道是否正常。

其他

例如透過尿液培養，可以了解是何種細菌引起尿道、攝護腺或精囊的發炎；尿液細胞檢查則可以發現可疑的惡性細胞；此外，還可以透過電腦斷層、核磁共振檢查出位於攝護腺及精囊的病灶。

常見的血精檢查

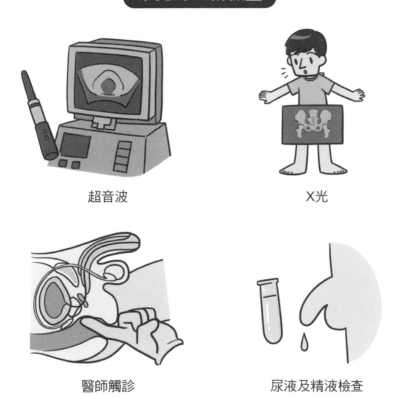

超音波

X光

醫師觸診

尿液及精液檢查

發現血精後，醫師通常會進行以上四種例行檢查，患者勿過度擔憂。

# 可能會產生血精的疾病？

什麼樣的疾病會導致血精的現象該怎麼判斷？

假性血精症

血精症就是在精液中混有血液或是血塊，而所謂的假性血精症則是源於血尿或是伴侶生殖道的血液混入患者的精液，造成精液呈現血精的情形。因此，在進行檢查時，首先要排除假性血精症。

血尿

血精與血尿都是經由尿道排出，但是二者在鑑別診斷上比較容易。血精是由於性交時排出的精液中夾有血液或血塊；而血尿則是血液隨著尿液排出，導致尿液呈現紅色的情形。

腫瘤

男性如果患有精囊或攝護腺腫瘤，也會引起血精的症狀，臨床上可以透過電腦斷層、超音波等檢查來進行鑑別。

> 血精症會帶給男性及他的性伴侶極大的恐懼，它可能表示尿道、攝護腺或精囊發生感染、腫瘤或其他問題。

導致血精的可能疾病

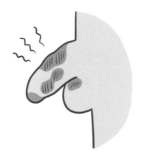

炎症反應

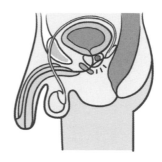

腫瘤

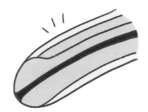

尿道血管異常

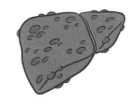

肝硬化

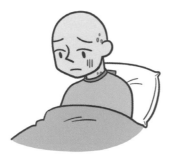

白血病

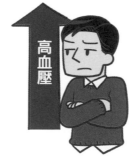

高血壓

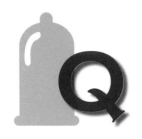 # 血精的治療原則是什麼？

　　血精症的治療主要必須針對病因採取適合的方式，當患者前往泌尿科就診時，醫師最好先進行觀念上的溝通，使患者了解血精的原由，消除患者的恐慌與憂慮，讓接下來的評估與治療能夠順利進行。此外，不論後續是否有復發，患者都應該要門診追蹤。

藥物治療

　　視血精的原因而定，如果是因為感染而引起的血精，主要是針對引起發炎的細菌種類施予足量的抗生素，並且持續到根治為止。

　　一般來說，由尿道、攝護腺或精囊發炎引起的血精可以給予抗生素治療，其中治療攝護腺炎的療程需時較久，大約是4～8週；如果是尿路結核，則須使用抗結核藥物，療程至少一年以上。

　　但是並非所有的感染都可以將細菌培養出來，因此臨床上常採用經驗性抗生素進行治療，時間至少2週以上。

內視鏡診療

　　血精患者如果有反覆發作的情形，可以透過內視鏡檢查，進行診斷與治療，唯檢查後可能發生急性副睪丸炎等併發症。

　　此外，醫師有時候會採用精囊攝護腺按摩的方法，使精

囊、攝護腺內含有細菌的液體盡早排空。如果出現血精不止的現象，可以在內視鏡下進行電灼止血。

當確診為精囊黏膜增生或是後尿道血管異常，可以酌量施予女性荷爾蒙；如果檢查出異位性輸尿管，則需要採用外科矯正的方式。

手術治療

因為精囊、攝護腺囊腫引起的血精，可以用針將囊內液體抽光，再注射藥物使囊壁粘連即可。但是如果是惡性腫瘤，則應該考慮進行手術切除。

由於血精症的復發率高達 55％以上，因此當患者出現反覆血精的情形時，必須接受詳細的泌尿系統檢查，找出原因然後針對病因治療。如果沒有發現異常，通常多屬於良性血精症，只需要採用藥物治療加上密切觀察即可。如果患者復發的時間間隔過久，則初步應該先進行肛門指診及膀胱尿道鏡檢查，以免因為未發現腫瘤而錯失及時治療的機會。

PART
6

不射精

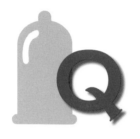# 射精的生理基礎是什麼？

　　雖然整個射精的過程只有數秒，但是射精卻是一個包含中樞神經、周圍神經、交感和副交感神經、性腺內分泌和生殖器官等多重系統的協調性行為，可以說是一種屬於生理上複雜的反射過程。

　　陰莖的海綿體是參與勃起機制的器官，而輸尿管、尿道、尿道海綿體以及鄰近肌肉則與洩精、射精有關。

　　射精的生理現象和發生的時間順序，可以分為三個部分，每一個過程分別由不同的神經所控制。

第一部分：洩精

　　在興奮期開始，陰莖會隨興奮程度而改變硬度，勃起的陰莖使尿道伸長，原彎曲的管道變直，在高潮期尿道橫徑可以增加二倍，使尿道球部比靜止期大三倍。

　　此時，後尿道口會隨著刺激而放鬆，但是口徑大小不變。此時，精液由副睪丸尾部、輸精管、精囊及攝護腺排至後尿道區，稱為洩精。

第二部分：膀胱頸關閉

　　在尿道球部被排入的精液刺激後，膀胱頸就會反射性地關閉，同時內括約肌收縮，防止精液逆流入膀胱，同時在射精時防止尿液進入尿道。

第三部分：射精

　　當後尿道內的精液蓄積到一定量，會造成後尿道區膨脹，後尿道區周圍的感覺神經接受到膨脹的感覺，就會將訊息傳到薦骨神經，然後薦骨神經會發出指令使後尿道區周圍及骨盆腔底部的肌肉進行收縮，並在下腹神經的協同作用之下，使後尿道內壓力升高，出現節律性波動，經由尿道將精液射出體外，這個過程也就是射精。通常男性在射精之前，龜頭還會分泌透明的尿道球腺液，有利於後續的射精。

　　男性達到高潮而射精時，通常會伴隨抽搐以及呼吸急促等現象，當精液由尿道排出體外之後，血液開始從陰莖海綿體消退，陰莖也會隨著軟垂，軟垂後龜頭的敏感度會提高許多。此外，男性在射精之後的一段時間之內，會對性刺激不再發生反應，也就是所謂的不反應期。

　　在射精這個複雜的生理過程中，末梢興奮與中樞興奮是兩個重要環節，如果其中一個環節興奮不足，就無法引起射精。

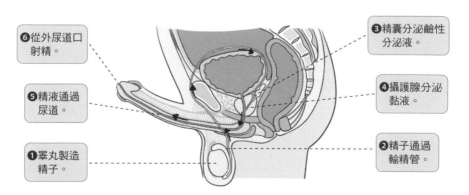

❻從外尿道口射精。

❺精液通過尿道。

❶睪丸製造精子。

❸精囊分泌鹼性分泌液。

❹攝護腺分泌黏液。

❷精子通過輸精管。

何謂不射精症？如何分型？

男性在進行性行為時，可以接受性刺激而有勃起反應，顯示勃起沒有障礙，但是無法達到高潮，也不能射精，這種異常的現象稱為不射精症。

不射精症可以分為功能性以及器質性兩種。功能性不射精的患者，在性行為時無法射精，但是卻會發生睡眠中遺精的情形；器質性不射精的患者，大多數是無法射精也不會出現遺精的現象。

另一方面，按照發病的原因，不射精症又可分為原發性與繼發性不射精兩種。原發性不射精的患者，從未有過在陰道內射精的病史；而繼發性不射精者則為曾經有過陰道內射精的現象，後來卻因為某些障礙，喪失了陰道內射精的能力。

進行不射精診斷時，首先醫師會先就不射精的定義來判斷，也就是說，當患者有性興奮，陰莖也可以勃起，可以正常進行性行為，但是卻無射精動作，也沒有性慾高潮及精液排出，即可確診為不射精。其次，醫師應該就患者的病史、性交過程、性交方式、陰莖在陰道內抽動的頻率、幅度等情況加以詢問，初步了解造成不射精的可能原因。

不射精症的分型

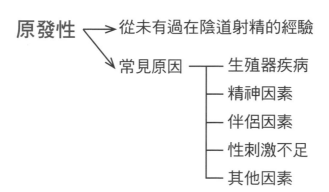

原發性 → 從未有過在陰道射精的經驗

→ 常見原因 ── 生殖器疾病

── 精神因素

── 伴侶因素

── 性刺激不足

── 其他因素

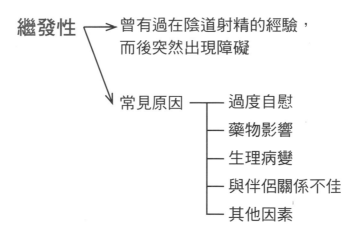

繼發性 → 曾有過在陰道射精的經驗，
而後突然出現障礙

→ 常見原因 ── 過度自慰

── 藥物影響

── 生理病變

── 與伴侶關係不佳

── 其他因素

不射精症通常是指陰莖雖然能正常勃起和性交，但就是達不到性高潮和獲得性快感，不能射出精液。

功能性不射精症的病因是什麼？

有 90％以上的射精障礙屬於功能性不射精症，是最常見的一型。許多患者因為羞於啟齒，所以常忍受這種無法射精的問題與不孕帶來的痛苦。

功能性不射精症多發生於青壯年，因此常會影響到家庭和諧。基本上來說，功能性不射精症的預防比治療更重要，主要可以從發病原因來探究。

引起功能性不射精症的原因有：

中樞性射精障礙

主要起因為大腦功能異常，對性興奮有抑制性，尤其作用在射精中樞時更為明顯。因此患者不會出現性慾高潮以及射精動作；此外，還有少數患者是因為智力障礙、感情壓抑、感覺器官異常等因素造成不射精。

心理因素性射精障礙

這類型射精障礙純粹是因為心理因素所造成，中樞性並沒有功能障礙，患者也沒有生殖系統的器質性疾病，因此在治療中應該要特別重視引發患者心理性疾病的因素。

脊髓中樞性射精障礙

這種情形是因為腰薦椎內射精中樞和勃起中樞的功能紊亂或是障礙，導致射精遲緩甚至完全不能射精。

功能性不射精症的原因

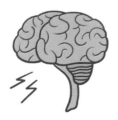 大腦功能異常

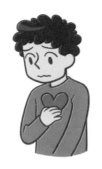 心理因素

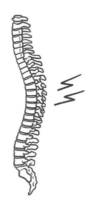 脊髓功能異常

功能性不射精是射精障礙中最多見的一型，約佔 90% 以上。

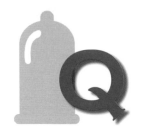 **何謂原發性選擇性不射精症？**

　　原發性不射精的患者，從未有過在陰道內射精的病史；而原發性選擇性不射精則是在清醒狀態之下從未射過精，但是平時會出現遺精現象。而且如果經由自慰或是伴侶用手或口交等性刺激卻能夠達到射精的症狀。

　　造成原發性選擇性不射精症的原因有可能為：

生殖器局部因素

　　由於生殖器的某些疾病，例如包皮過長、龜頭搔癢、包皮嵌頓、疼痛、嚴重的精阜炎等因素，導致無法有效參與射精過程。

精神因素

　　對性生活沒有正確的認識、過度緊張、夫妻感情不和、因為妻子的嘲諷而逐漸對異性喪失興趣、人際關係不協調、心情壓抑導致性慾下降或是對在陰道內射精存有不正確看法等因素。

伴侶的因素

　　由於伴侶的體質虛弱，對性生活提不起興趣，因此抑制了男性的性衝動；或是女方因為害怕罹患子宮頸炎、膀胱炎、害怕因為性交而擦破陰道導致疼痛，因而限制男方抽動，導致無

法射精。

性刺激不夠

性刺激的強度不夠，造成神經興奮程度不足，達不到足以射精的性高潮強度。

其他客觀因素

由於居住環境品質不佳，例如潮濕、吵雜、髒亂等，很容易造成性壓抑；此外，雙方的工作時間不同，男性工作過度勞累，導致性生活不協調等，都是造成原發性選擇性不射精症的客觀因素。

常見的精神問題

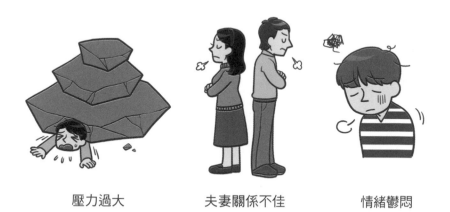

壓力過大　　　　　夫妻關係不佳　　　　　情緒鬱悶

不射精症除了造成性功能障礙，也會間接影響患者的心理、伴侶間的關係。

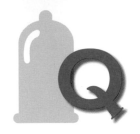

何謂繼發性不射精症？
其病因是什麼？

所謂繼發性不射精為曾經有過陰道內射精的現象，後來卻因為各種影響因素，造成失去射精的能力。發生的原因有以下幾種：

不良習慣

有些男性因為手淫或是不正當性行為被發現之後，因為受到責備或懲罰，造成精神上的創傷，因此婚後出現不射精的症狀。

醫源性原因

使用藥物造成的影響，包括治療高血壓的藥物利血平、治療神經衰弱的藥物利眠寧等，都會引起不射精的副作用。

器質性因素

大約有1%的患者有器質性病變，發生率不高但器質性原因引起的不射精症，在治療方面相當困難。其中包括以下：

內分泌失調

腦下垂體功能低下、甲狀腺功能亢進、肢端肥大症、黏液性水腫等疾病，都有可能引起射精障礙。

大腦側葉病變

大腦側葉一旦發生病變之後，即使有正常的性慾，也不能射精，尤其是在側葉切除之後，會出現永久性射精障礙。

傳導神經障礙

施行胸腰交感神經阻斷術、腹腔後淋巴結擴清術，都可能會造成神經的損傷，引發不射精的症狀。

脊髓損傷

胸 12 節至腰部這一段脊髓如果受到損傷，可能會造成不射精症。

泌尿系統損傷

膀胱頸鬆弛、精阜肥大，或是陰莖外傷、纖維化、陰莖極度彎曲，或嚴重尿道卜裂等局部病變，也會引起不射精的症狀。

無法與妻子性交

有些男性在外遇時能射精，但是和妻子進行性行為時卻無法射精，屬於繼發性不射精。

其它因素

有些患者曾經可以正常射精，但是因想要延長性交時間，而採用轉移注意力的方法。一旦養成延遲射精的習慣，最終可能會導致不射精。

什麼是器質因素的不射精？

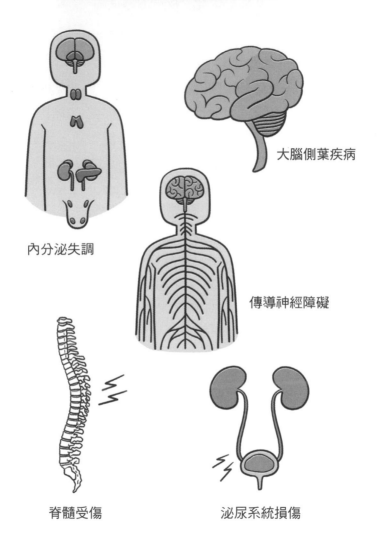

內分泌失調

大腦側葉疾病

傳導神經障礙

脊髓受傷

泌尿系統損傷

因內分泌失調、腦外傷、或身體內臟器官所引起的射精障礙。

不射精症診斷
該如何鑑別？

如何鑑別診斷不射精症？主要是針對三種狀況來做判斷。

有無遺精

不射精症分為功能性及器質性。一般來說，器質性不射精症不會出現遺精現象，進行自慰時也不會射精；而功能性不射精症患者雖然在性行為中無射精表現，但是在睡眠中大多會出現遺精現象。

有無陰莖勃起障礙

陰莖勃起障礙也就是陽痿。陽痿與不射精症的鑑別點在陽痿的患者陰莖勃起的程度不足，勃起的時間短，因為陰莖會自行痿軟而無法繼續性交，造成沒有辦法達到性高潮也無法射精；相對地，不射精症患者陰莖勃起的程度堅硬，勃起的時間較長，可以持續性行為，卻無法達到性高潮而射精，陰莖萎軟的速度也較慢。

是否為陰莖異正勃起

不射精患者興奮時陰莖勃起正常，硬度也達可進行性行為程度，只是性交時無法射精；而陰莖異正勃起一般來說不會因性刺激而勃起，但是在射精之後仍然持續勃起的狀態。

診斷不射精症的方法

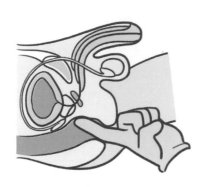

醫師觸診

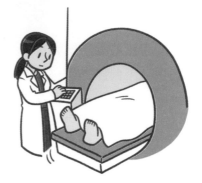

腦部脊椎CT檢查

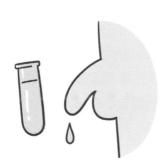

尿液檢查

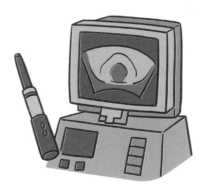

泌尿系統超音波檢查

醫師除了詳細詢問病史外，還會進行相關檢查，
這對不射精的診斷很有必要。

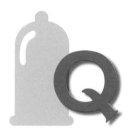

不射精症的治療原則有哪些？

不射精症的治療原則有下列四項：

接受正確性教育

在不射精症患者中有 90％為功能性不射精，也就是說屬於心理層面、或是神經反應問題，所以預防勝於治療。因此，強力推廣性教育，奠定青少年正確的性知識與性態度，施行婚前輔導，消除對性的神祕感，是比較積極而且不可或缺的做法。

此外，繼發性不射精症大多是心理因素，病人會不自覺地加強中樞神經的抑制。所以治療方向主要以消除神經中樞對射精的抑制為主。醫師可以對患者進行性教育，消除患者對於性的種種顧慮，重新建立患者及其伴侶對性生活的正確態度。通常一旦射精障礙治癒，即可維持長久的正常性生活。

性刺激集中法

原發性不射精症的原因是由於神經末梢興奮不夠，而關鍵就在性刺激閾值太高；也就是說，患者很不容易達到可以感受性刺激的程度。當醫師詳細了解病情之後，應該以這些資訊為基礎，指導患者及其伴侶如何加強性器官的局部刺激，教導患者的伴侶採用性感覺集中法去誘發患者達到高潮並且射精。

消除病因

繼發性不射精症患者經過確診之後,如果為器質性病因,那麼治療的方向就是積極消除病因。而同樣重要的是,患者的伴侶應多體諒與包容,主動配合、協助並且參與患者的治療過程。同時,患者可以在醫師的指導下採取綜合治療,包括針灸、氣功、物理治療等方式。

改善體質

不論是何種病因導致的不射精患者,都應該維持規律的運動習慣,加強身體的鍛鍊,注重營養均衡,讓生活作息正常,提高整體的品質;此外,戒除抽菸酗酒的習慣,改善居住環境,使自己常保持身心愉快也很重要。

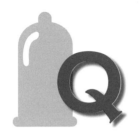

Q 妻子應如何幫助丈夫
治療不射精症？

大多數男性的不射精症都屬於功能性不射精，也就是心理因素及神經失調所導致。因此在治療之前，醫師應該要詳細向夫妻雙方說明發生功能性不射精症的原因，鼓勵女性能主動成為丈夫的有效性伴侶，幫助男性達到治癒的目的。

建立信任感

有的女性對於丈夫無法射精感到十分不悅，這種反感心理往往會逐漸演變為敵意或不信任感。因此，治療過程中重新建立雙方的信任，消除彼此的誤解，是一項很重要的工作。

性感覺集中法

性生活之前，妻子可以主動採用性感覺集中法，以溫柔的愛撫使丈夫知道自己身體的反應，藉此改善非語言溝通的方式，同時解除丈夫的性交壓力，在性興奮和性衝動達到極為強烈的程度時再進行生殖器接觸；同時，妻子要專心並且按照丈夫的需要來刺激陰莖，並且避免在性交時提及不愉快的事情而影響心情，使性興奮下降。

過程中，妻子可以為丈夫增加性刺激，例如對陰莖進行較強烈的刺激，或是採用手撫摸睪丸的方式促使男性達到性高潮。

妻子透過性刺激使丈夫達到高度的興奮，當丈夫即將射精

時，再快速將陰莖插入陰道，繼續性行為增加性刺激而達到射精的動作。如果丈夫仍然無法達到在陰道內射精，妻子就再次用手刺激陰莖；當丈夫有射精緊迫感時，再將陰莖插入陰道。

在這整個過程中，丈夫要告訴妻子各種感覺或是壓力，以及能使自己達到性興奮的刺激類型。

建立信心

當丈夫有過一次在陰道內成功射精的經驗之後，便可以改善這種性功能障礙；如果進行幾次射精成功之後，夫妻雙方也就都可以恢復信心。

有些患者按照醫師建議反覆嘗試都無法達到陰道內射精，此時可以採取性感覺集中法，但是在丈夫快要達到性高潮，有射精緊迫感時，不將陰莖插入陰道內，改成讓精液射在妻子的外生殖器部位上，增加丈夫視覺上的刺激，多進行幾次之後，就會比較容易引導其在陰道內射精了。

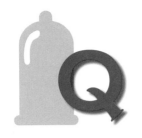

如何應用電動按摩器
治療不射精症？

使用電動按摩器治療不射精症，主要適用於功能性不射精，對於器質性不射精症沒有顯著效果。

雖然可以由患者自行操作，但如果由妻子配合，治療不射精症的效果會更好。

使用電動按摩器進行按摩之前，患者應該先排空尿液。一開始使用慢檔，然後再逐漸加快。按摩器的頭部置於陰莖背部冠狀溝，或陰莖繫帶，因為這個部位是引起性興奮最敏感的地方。

首先，夫妻間應先進行充分的愛撫動作，引起性興奮之後，請女方左手握陰莖，右手拿著電動按摩器，放置於恥骨聯合上方或會陰部，開啟按摩器至慢檔，然後逐漸加大，以中速進行小量刺激，每次時間 10 ～ 15 分鐘。如果達到按摩時射精，則再連續進行按摩三天，逐步建立射精反應，達到穩定的階段，使患者逐漸過渡到正常性行為的射精。接下來，在每次按摩達到快要射精時，就停止按摩，立即進行性行為。

如果性交一段時間仍然沒有射精感，則再次進行按摩到有射精感時再進行性交，直到可以在陰道內射精。透過這種反覆練習的按摩方式，通常功能性不射精患者都可以重新建立正常射精的功能。但要特別注意的是，如果在進行按摩的過程中患者先有尿液引出，但是不射精，應該要先排完尿之後再繼續按摩，因為性刺激造成排尿通常是能排精的前兆。

此外，電動按摩器療法對於因為自慰而導致性交時不射精的患者來說更具有治療上的意義。因為有自慰病史的患者常由於性交時陰道內摩擦刺激沒有自慰強烈，因此導致無法在陰道內射精，藉由電動按摩器，可以在臨床上達到比較好的效果。

進行電動按摩器前的準備

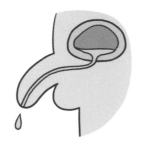

排空尿液

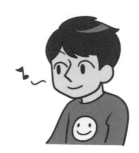

保持心情愉快

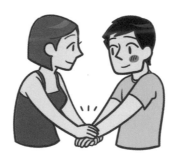

夫妻協調

此方法適合於功能性不射精症，而對器質性不射精症較無顯著效果。

哪些西藥可以治療不射精症？

　　到目前為止，醫學上還沒有能夠直接針對洩精、射精以及性高潮的藥物，但是可以根據患者的神經生理機制，採用調節自律神經並且促進興奮的藥物，達到促進陰莖勃起、洩精、性高潮以及射精。

　　要特別注意的是，治療不射精症時切忌使用鎮靜藥物，或降血壓藥，以避免不射精症加劇，因為這些藥物本身就存在導致無法射精的副作用。

　　臨床上常用於治療不射精症的藥物有：

人絨毛膜促性腺激素（human chorionic gonadotrophin，HCG）

　　用法：每次肌肉注射一千單位，每週 2 ～ 3 次，連續 2 ～ 3
　　　　　週，無效則停止使用，改用其他治療法。

　　功效：臨床上有性慾減退、勃起不堅或勃起持續時間較短的
　　　　　患者，可以短期使用絨毛膜促性腺素、睾固酮等治療
　　　　　方式，促進雄性激素生成，增強性慾及性能力。這種
　　　　　方式適用於性慾低下和性能力減退的患者。

左旋多巴（Levodopa）

　　用法：一次口服 0.25 克，一日 3 次，連續服用半個月，無
　　　　　效則停藥，改用其它治療方式。

　　功效：通過抑制催乳素濃度和增加血液中腎上腺素的含
　　　　　量，達到刺激大腦皮層興奮的作用，通常具有達到

高潮時射精的效果。

麻黃素（Ephedrine）

用法：睡前 1 ～ 2 小時口服，每次 25 ～ 50mg，進行性行為時加服一次，連續服用 1 ～ 4 週，如果無效則停藥，改用其它的治療方式。長期服用麻黃素會產生一定的耐受性，人體對藥物反應性會逐漸降低。**要注意高血壓、冠心病患者禁止使用此藥。**

功效：用於治療不射精，具有促進中樞神經興奮的作用，提高性興奮，同時可使精道平滑肌收縮，從而加速射精。

新斯的明（Neostigmine）

用法：採用新斯的明 1 毫升，每日肌肉注射二次，連續使用 3 ～ 10 天；如果發生效用，改片劑口服，一次 15 毫克，一日 2 ～ 3 次，連續服用 2 週；如果注射無效則停用。有哮喘症狀的患者禁用此藥。

功效：能增強乙醯膽鹼的作用，並直接作用於骨骼肌，治療肌無力、尿滯留等症狀。對於因坐骨海綿體肌、球海綿體肌無力所導致的不射精症有功效。

丙酸睪丸素（Testosterone Propionate）

用法：肌肉注射每次 25 ～ 50 毫克，每週 2 ～ 3 次，連續使用 2 週，無效則停藥，改用其它治療方法。

功效：能增加體內雄性激素，激發性功能及提高不射精者的性慾。適用於精神抑鬱型性功能減退的患者。

怎樣預防
不射精症的發生？

　　不射精症大都屬於功能性不射精，也就是心理因素及神經失調所致，所以在預防上，傾向心理與生活調整。

加強性教育

　　加強不射精症患者及伴侶的性教育，建立良好的性觀念。同時，應該教育患者避免亂服用藥物，以免某些藥物會誘發不射精。

調整性生活方式

　　創造溫馨舒適、有情調以及安全的性交環境，不受外來干擾，可以使患者心情放鬆，對於激發性興奮很有幫助；避免過度自慰以及不良的性行為，同時節制性行為，將性生活次數減少30％～50％，使性功能可以有休息的機會；改變性生活的時間，將性生活安排在睡醒後或清晨，比較不疲累的時間；加強性行為之前的性刺激，改變性交動作和方式等，都有助於性生活品質的提升。

調整心理因素

　　不射精患者往往因為壓力過大，精神負擔較重，自信心也容易受挫，因此醫師及家屬對患者要更多的耐心，尤其是妻子應該多鼓勵患者，體諒及包容，藉此促進雙方感情，提高性生活品質：

患者應保持樂觀的心態，避免因為心理因素造成不射精症。

飲食調理

飲食以口味清淡為主，少吃辛辣刺激性的食物。

預防不射精症的方法

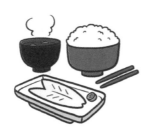

清淡飲食

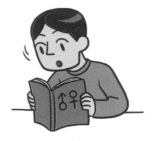

加強性知識

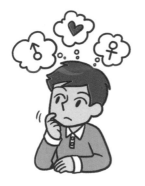

調整性生活方式

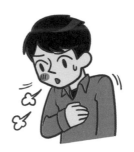

調整心理

預防不射精症，最好的方法即為心理愉悅、作息正常。

Q 不射精症的預後如何？

臨床上，有90％不射精症的患者都能得到成功的治療。尤其是功能性不射精的患者，經過治療之後，絕大部分都可以治癒。例如由於缺乏性教育的患者，在經過性生活指導之後，短時間內就可以恢復正常射精。

另一方面，較少見的器質性不射精患者，經過治療之後，少部分患者可以根治，大多數的不射精症狀也都可以改善。

由此可知，不射精症經過治療之後預後是良好的，少數原發性或繼發性不射精患者，在治療無效時，即可能會產生不孕的問題。

不射精症的後遺症

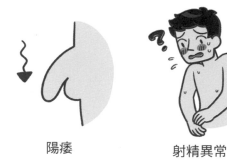

陽痿　　　　　　射精異常

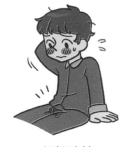

頻繁遺精

不射精症會導致不孕，因此當症狀發生時應儘早就醫。

PART
7

逆行性射精

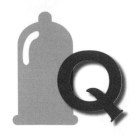

何謂逆行性射精？

　　逆行性射精是指性交時陰莖可以勃起，硬度也可達性交程度，而且性交過程中會出現射精感覺，也能達到高潮，但卻沒有精液自尿道口射出，在經過化驗後發現尿液中有大量精子；也就是說，射精時精液逆行流入膀胱內了。

　　逆行性射精和不射精症，同樣會引起不孕症。不射精症的特點是沒有射精的節律性收縮，而逆行性射精則是精液逆流至膀胱。

　　由於逆行性射精和無法射精的症狀雷同，因此臨床上較難區分，必須收集性行為後第一次尿液檢查做為鑑別診斷。尿液經過離心後置於顯微鏡下觀查，若發現有精子存在，則表示是逆行性射精，如果沒有找到精子，則表示患者有無法射精的疾病。

　　當男性正常射精時，首先精子與精漿會從性腺流入後部尿道，然後膀胱內括約肌收縮，讓精液無法再逆流入膀胱，當男性達到性高潮時，會陰部肌肉會產生一陣陣的痙攣性收縮，並將存在後尿道的精液射出體外。

　　然而，當膀胱內括約肌收縮功能失調時，或無法緊密關閉膀胱頸部，就會因此而導致精液逆行流入膀胱內。

　　任何手術、疾病或藥物影響交感神經作用時，就可能會造成膀胱頸無法收縮而產生逆行性射精的問題。在手術方面最常見的是攝護腺切除術，或是因為睪丸癌進行的後腹腔淋巴腺切

除術，以及會影響到交感神經、下肢血管疾病所做的交感神經切除術；此外，接受過攝護腺與膀胱等手術的患者，有時候精液也會無法從尿道口噴射，而相反的逆流到膀胱內。

　　有些慢性病，例如糖尿病患者，因為有周邊末稍神經病變的問題，也會出現逆行性射精的情形；高血壓患者，由於長期服用使交感神經放鬆的降血壓藥物，因此也會有逆行性射精的現象。

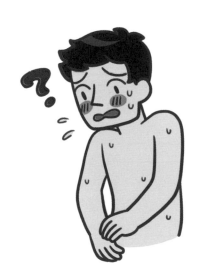

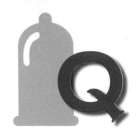

引起逆行性射精的病因有哪些？

　　造成逆行性射精的原因很多，包括膀胱頸神經調節功能紊亂、精阜增生、尿道憩室或狹窄、先天性尿道瓣膜、手術損傷膀胱頸神經支配、手術致膀胱頸關閉不全，此外，有些藥物也可能造成逆行性射精。不過，逆行性射精主要有以下幾方面：

神經損傷

　　創傷或外科手術造成交感神經的損傷，導致逆行性射精。例如：腹腔後淋巴腺切除、交感神經鏈切除、腹主動脈瘤切除、直腸切除損傷腹下神經叢等。

疾病

　　主要為糖尿病，尤其是青年型糖尿病同時伴有神經系統損害的患者，可能會引起糖尿病性膀胱頸收縮失調，導致膀胱頸關閉功能減弱，造成射精時精液逆流。此外，脊髓損傷造成神經性膀胱，也會出現逆行性射精的情形。

藥物影響

　　有些降血壓的藥物例如：利血平（Reserpine）、胍乙啶（Guanethidine）等藥物，會造成腎上腺素神經作用的阻滯，使生殖道各部位的協調性與收縮性受到影響，導致射精時，精液逆流至膀胱內。

泌尿生殖系統損傷

　　骨盆骨折、尿道撕裂、手術損傷膀胱頸部括約肌、及其他泌尿系統損傷，都可能會造成逆行性射精。其中以**攝護腺切除術**最常見，這是因為手術損傷，導致膀胱頸部不能關閉，才引起逆行性射精的發生。

狹窄的尿道

　　由於尿道狹窄過於嚴重，只能通過少量尿液，而精液的黏稠度較高，不容易通過狹窄的尿道；加上性交時陰莖勃起使尿道更狹窄，導致精液被迫流向後尿道，因而進入膀胱內。

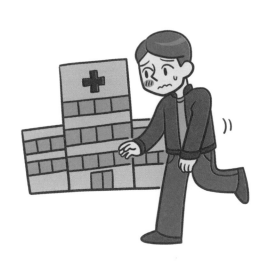

糖尿病併發逆行性射精的病理基礎是什麼？

臨床上有 1％～ 2％的糖尿病患者會併發逆行性射精，其主要的病理基礎為：

交感神經病變

當糖尿病引發交感神經病變時，會造成尿道內、外括約肌功能失調，導至無法正常射精。

膀胱頸部神經病變

膀胱頸部神經受到糖尿病的影響時，會導致膀胱內括約肌無法有效地關閉。男性性高潮時尿道壁壓力增高則膀胱頸部壓力會比尿道遠端低，因此精液就會因壓力影響而向後排入膀胱內。

當糖尿病患者發生逆行性射精的症狀時，通常也會出現陽痿的現象。出現這些臨床症狀時，在性行為時仍然會出現性高潮，攝護腺和精囊的節律性收縮的方式也仍然是正常的，只是當精液通過遠端尿道時的感覺喪失，精液也逆流進入膀胱。

> 臨床上，約有 1 ～ 2% 的糖尿病患者有併發逆行性射精的機率。

糖尿病併發逆行性射精的類型

類型1

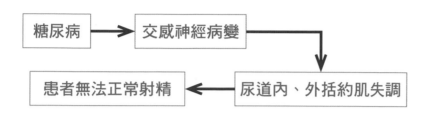

糖尿病 → 交感神經病變 → 尿道內、外括約肌失調 → 患者無法正常射精

類型2

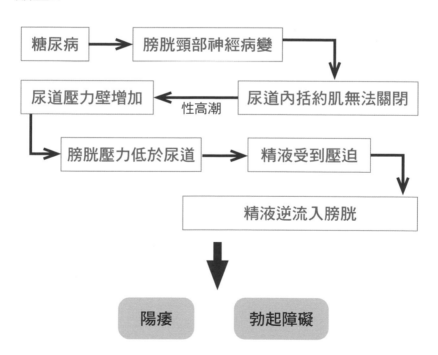

糖尿病 → 膀胱頸部神經病變 → 尿道內括約肌無法關閉 →（性高潮）尿道壓力壁增加 → 膀胱壓力低於尿道 → 精液受到壓迫 → 精液逆流入膀胱

陽痿　　　勃起障礙

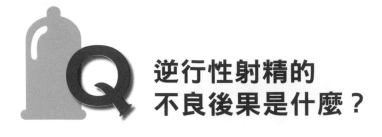

逆行性射精的
不良後果是什麼？

當發現有逆行性射精的現象就應即早就醫，以免造成不孕以及影響心理健康。

不孕症

逆行性射精的不良後果，主要是不孕症的出現。逆行性射精會因為男性精子無法順利經由尿道射入女性陰道，精子不能與卵子結合形成受精卵，因此而無法使女性受孕；此外，對生育非常重視的患者，可能會因此出現性淡漠及陽痿等情形，屬於逆行性射精的繼發反應。

因此，對想要懷孕的夫妻，當發現逆行性射精的症狀時，應該要及時到泌尿外科就診，醫師會針對不同的病因進行藥物、手術治療，或是採用收集精液做人工授精的方式。

心理影響

逆行性射精對不同的患者會出現不同程度的影響。有些患者比較嚴重，當出現逆行性射精時，也會出現勃起功能障礙。不過，大多數逆行性射精的患者陰莖勃起的功能正常，性慾也不會因此受到影響；但另一方面，逆行性射精對某些女性也會造成心理的負面影響，形成一定的心理障礙。

男性不孕症常見原因

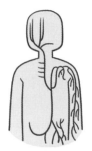

免疫因素

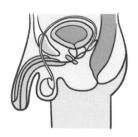

性功能因素

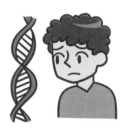

先天因素

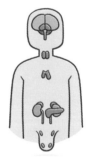

內分泌障礙

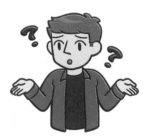

無明顯原因

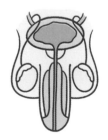

泌尿生殖系統感染

目前大約每七對夫婦中，就會有一對夫婦有不孕的問題，不孕症女性因素佔三分之一，男性因素佔三分之一，另外三分之一為男女雙方都有關。

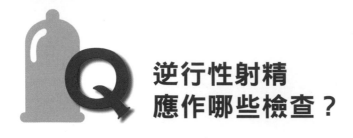

逆行性射精
應作哪些檢查？

當男性進行性行為達到性高潮時，雖然有射精的感覺，但卻無精液射出或是精液極少量，這種情形可能就是逆行性射精，需要進一步檢查才能確診，其檢查項目包括：

精液檢查

採用自慰的方式取得精液，檢查精液中有無精子以及果糖。有些逆行性射精患者可以順利射精，而且精液量很多，但是精液中無法發現精子以及果糖。

尿液檢查

以自慰的方式或是性行為達到高潮之後取得尿液，以離心沉澱之後塗於抹片上，在顯微鏡下觀察，如果發現精子，就是逆行性射精。

攝護腺液檢查

檢查攝護腺液中有無精子及果糖，用以確診是否有因為繼發輸精管蠕動障礙，以及精囊收縮障礙而產生的無精症。

排尿充盈攝影

主要檢查後尿道及膀胱頸部病變；直接注入攝影可以了解後尿道充盈情況，也可以檢查出前尿道狹窄病變的患者。

膀胱攝影術

　　可以觀察到膀胱收縮時膀胱頸部的功能，確認膀胱肌肉收縮功能是否出現障礙。

逆行性射精示意圖

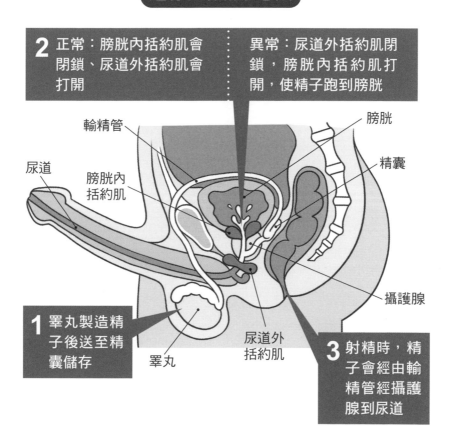

2 正常：膀胱內括約肌會閉鎖、尿道外括約肌會打開

異常：尿道外括約肌閉鎖，膀胱內括約肌打開，使精子跑到膀胱

輸精管

膀胱

尿道

精囊

膀胱內括約肌

1 睪丸製造精子後送至精囊儲存

睪丸

尿道外括約肌

攝護腺

3 射精時，精子會經由輸精管經攝護腺到尿道

膀胱頸括約肌相關的逆行性射精大致可分為自主神經系統功能失調、攝護腺問題這兩類。

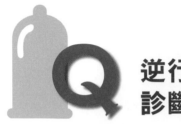

逆行性射精的診斷要點是什麼？

根據臨床表現及實驗室檢查的結果，可以確診是否為逆行性射精，而其主要的診斷要點為：

患者的病史

一般逆行性射精的患者大多有糖尿病史、泌尿生殖道損傷病史以及服用某些降血壓藥物等藥物史。

臨床表現

在性交過程中有性高潮及射精感，但是沒有精液從尿道射出。性交後解小便時，可以在尿液中發現白色絮狀精液。

X 光攝影

可以從 X 光攝影檢查中發現逆行性射精患者的尿道口內口（膀胱頸）增大，邊緣不整齊或是有變形的現象。

實驗室檢查

如果在患者尿液中發現大量精子或是新鮮尿液中檢查出有果糖，可以考慮有逆行性射精現象。

逆行性射精也易與下列疾病混淆

不射精症

不射精症通常是指陰莖可以正常勃起和性交，但是無法達

到性高潮，也沒有獲得性快感，不能射出精液；此外，也有些患者在其他情況下可以射出精液，但是在陰道內無法射精。這兩種情形統稱為不射精症。

無精症

正常男性一次的射精量約為 2 ～ 5CC 精液，精液呈現乳白色或微黃色，為具黏性的液體，精液中包含精子以及精漿。當檢查發現精液中不含任何精子時，則稱為無精症。

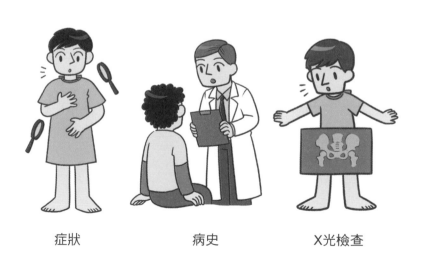

逆行性射精診斷要點

症狀　　　　　病史　　　　　X光檢查

哪些藥物可以治療
逆行性射精？

目前臨床上尚無有效治療逆行性射精的藥物，但對於交感神經功能障礙的逆行性射精患者，可用腎上腺素藥物治療，因為逆行性射精與膀胱頸部收縮功能有關。

而膀胱頸受到交感神經控制，而含有 α - 腎上腺素的藥物對這方面具有療效，因此對於改善逆行性射精有一定的療效。

除此之外，也可以按照醫師的診斷使用抗膽鹼藥物，抗膽鹼藥物通過阻斷乙醯膽鹼發生作用，能降低副交感神經的活性，相對提高膀胱頸的張力，進而阻止精液逆流入膀胱。

但這些藥物都必須要在醫師的指示下服用，以免發生副作用造成身體損害。

另外，如果逆行性射精是因為慢性感染所引起，那麼可以採用抗生素進行治療；糖尿病性末梢神經障礙所導致的逆行性射精，可用擬交感神經藥物治療，也有病情因此得到改善的報告。

辛內福林（Phenylephedrine）

用法：每次 60 毫克，於性交前靜脈注射。

功效：可以加強膀胱頸的張力，防止精液逆流入膀胱。

> 逆行性射精的治療取決於病因，
> 目前並未有絕對有效的治療。

甲氧胺福林（Midodrine）

　用法：一次 25 ～ 30 毫克，於性交前進行靜脈注射，小劑
　　　　量口服無效。

　功效：大部分患者可以達到成功射精。

逆行性射精的治療

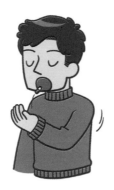

藥物治療

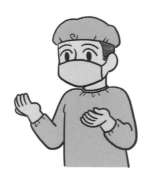

手術治療

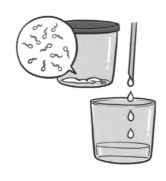

人工受孕

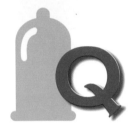

逆行性射精的 外科手術治療有哪些？

如以外科手術治療逆行性射精，其治療的方式有下列幾種：

膀胱尿道鏡檢查

尿道狹窄是逆行性射精的可能原因之一，因此做膀胱尿道鏡檢查的同時，可以使尿道擴張，這項檢查對於某些解剖異常、尿道狹窄引起的逆行性射精有效。

膀胱頸 YV 成形術

這個手術方法簡單，適用於過去有膀胱頸手術史或是接受過膀胱頸 YV 成形術的患者，但不適用於糖尿病性神經病變及尿道狹窄者。主要方式是透過膀胱內括約肌成形術來恢復膀胱頸的完整性，阻止精液在射精時發生逆流的現象。

定期尿道擴張術

定期的尿道擴張術能達到按摩精阜的效果，疏通射精通道等處的輕微梗阻，確保通暢，部分的逆行性射精症狀即可以因此而得到緩解。

此外，經常進行攝護腺按摩可以幫助攝護腺液順利地從尿道排出，對於精液逆流的問題也很有幫助。

尿道鏡檢查

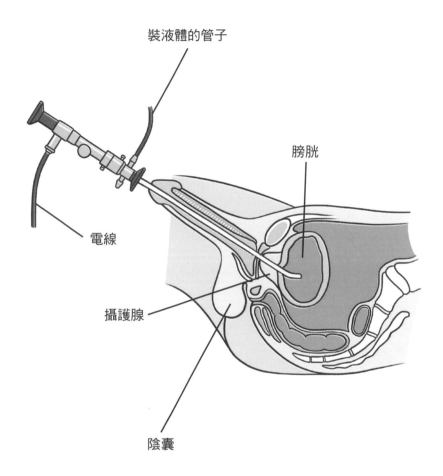

裝液體的管子

膀胱

電線

攝護腺

陰囊

經由膀胱尿道鏡，可以看看膀胱、輸尿管口、
男性的攝護腺及尿道的情形。

PART

8

陰莖異正勃起
（**Priapism**）

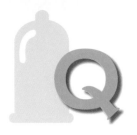

陰莖異正勃起（Priapism）是怎麼一回事？

　　在正常情況下，陰莖接受性刺激之後會有勃起的現象；如果在沒有性慾或是性衝動的情況之下發生陰莖長時間勃起，而且不能消退，這種情形稱為「陰莖異正勃起」。

　　陰莖異正勃起是一種急性病症，在非正常的情況下海綿體發生痛性勃起，持續數小時甚至數天，常會造成陽痿的後遺症。要特別注意的是，這種陰莖異正勃起的症狀，不是因為性慾亢進，更不是身體強壯的徵狀，千萬不要輕忽而延誤就醫時間。

　　異正勃起的發生機轉近年來的研究認為，是海綿體內的神經與動脈機制出現障礙所導致的結果。

　　透過陰莖海綿體攝影檢查可以發現，當陰莖異正勃起時，陰莖的靜脈呈現阻塞的狀態；換句話說，當勃起造成海綿體內的新陳代謝加速時，血管會因阻塞使得血液的濃稠度增高。經過一段時間之後，血管中便會形成血栓，長期下來，會造成陰莖海綿體纖維化，最後則導致勃起功能障礙。尤其是當異正勃起的症狀是由血液疾病所引起時，形成血栓及造成纖維化的速度會更加快速。

　　陰莖的供血來自於會陰部的陰莖動脈和分支，也就是陰莖背動脈、陰莖深動脈、陰莖球部動脈以及尿道動脈；此外，陰莖內部還有豐富的海綿體組織，當這些海綿體充血時，陰莖便會堅硬勃起。因此當有某些病變時，陰莖海綿體內的動脈會持

久擴張，靜脈則持久收縮，造成了陰莖處於持久性的充血狀態，也就是所謂的陰莖異正勃起的現象。

異正勃起的情形並不常見，但發生之後很少能自行緩解的，大部分都必須緊急就醫治療。

一般來說，異正勃起可以分為原發性及繼發性。原發性發生的原因不明，而繼發性常見於血液腫瘤、脊椎神經受損、泌尿生殖道損傷，還有部分服用治療神經或是精神疾病的藥物；此外，某些治療陽痿的藥物會直接注射在陰莖海綿體上造成勃起，如果不慎使用，也可能導致陰莖異正勃起的現象發生。

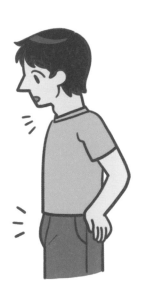

陰莖異正勃起的可能原因

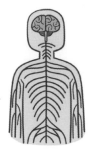

神經失調

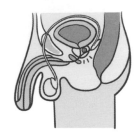

腫瘤

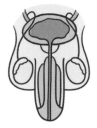

生殖系統損傷

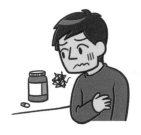

藥物

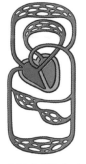

血液異常疾病

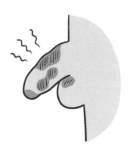

發炎感染

陰莖異正勃起是一種不正常陰莖勃起狀態，需儘速處理。

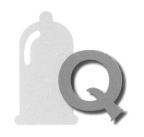

陰莖異正勃起的病因是什麼？

　　陰莖異正勃起可分為原發性和繼發性兩種；如果是因為某些疾病所引起的稱為繼發性；如果原因不明，則稱之為原發性。引起的病因有：

血液異常疾病

　　例如白血病、紅血球增多症、血小板減少症或是鐮型血球貧血症等，這些疾病都可能引起海綿體內血液沉積，形成血栓，誘發異正勃起的現象。

藥物

　　某些降血壓藥物在服用之後，會使血壓突然下降，引起陰莖內血液流動的速度變慢，造成血液淤滯，最後形成梗阻，導致異正勃起。臨床上利血平、複方降壓片都有引起異正勃起的病例。除了降血壓藥物之外，抗抑鬱藥物、抗凝血劑以及毒品，也都有可能。

　　此外，常用來治療勃起功能障礙的海綿體內血管活性藥物注射，雖然可以加強平滑肌放鬆能力，但是如果藥物過量或是患者對藥物過度敏感，導治平滑肌無法恢復收縮能力，則也會引起異正勃起。

腫瘤

　　原發性腫瘤或是腫瘤轉移浸潤陰莖，或是位於盆腔的晚期

腫瘤，都會持續性壓迫陰莖的根部，或是導致陰莖內神經機能障礙，引起血管病變，影響血液回流的機制，造成陰莖部位血管栓塞，而導致異正勃起。

神經失調

脊髓損傷或是腦幹病變患者，當脊髓中樞過度興奮時，也可能會誘發異正勃起。此外，椎管狹窄、椎間盤突出的患者，其交感神經的抑制作用失調，也會造成異正勃起的現象。還有在手術中，脊髓或全身麻醉的狀態之下，造成對中樞抑制衝動的阻滯，在消毒時生殖器受到刺激也會出現異正勃起，但通常在麻醉過後就會恢復。

生殖系統損傷

會陰部外傷或是陰莖受傷之後，如果造成局部神經受損或是栓塞海綿體，也有可能會引起異正勃起的現象。

發炎感染

攝護腺及後尿道炎等感染，可能會造成攝護腺靜脈叢栓塞的現象，導致靜脈血液的回流受到影響，而造成異正勃起。

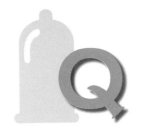 臨床上異正勃起
分為幾種類型？

　　根據血液動力學改變，異正勃起可分為兩種類型，高流量型和低流量型。這兩種類型的陰莖持續勃起，雖然表面上看來陰莖都是長時間充盈勃起，但是仔細觀察會發現只有兩根陰莖海綿體是充盈的狀態，尿道海綿體並沒有充盈的現象，此外，龜頭的硬度也不夠。

高流量型異正勃起

　　又稱為非缺血型，臨床表現為陰莖疼痛感較輕、較軟，呈現青灰色，預後也比較好。發生異正勃起的現象超過半年的患者，仍然可能完全恢復。

　　高流量異正勃起是由於動脈血流入過多，而靜脈流出的血液並未受阻，所以超量流入的血液導致竇狀隙部分擴張，而大部分的血液直接經由白膜下靜脈叢流出，因此海綿竇中的血液沒有瘀滯和缺血的現象，因此一般來說不會發生疼痛的現象。

低流量型異正勃起

　　又稱為缺血型，臨床表現為陰莖硬如木頭，沒有彈性，而且還會伴隨劇烈的疼痛，如果沒有及時治療，一般預後都很差。

　　低流量型的持續勃起，主要是因為海綿體靜脈阻塞所致，造成動脈供血同時減少，海綿體組織缺氧和酸中毒的情形就會

快速發展，最後在海綿體腔內形成血栓，造成靜脈輸出管道完全閉塞，海綿體內壓力極度升高，而缺血及缺氧的現象便產生劇烈的疼痛。

缺血型異正勃起如果不及時治療，很快就會導致海綿體壞死以及纖維化，所以必須緊急就醫，以免發生永久性陽痿的後遺症。

圖解陰莖細部構造

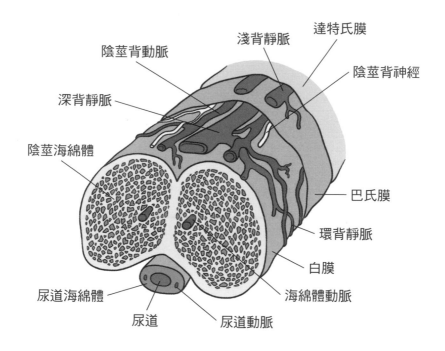

陰莖的主要功能為排尿、勃起，以便在性交時插入陰道、將精液射至陰道。

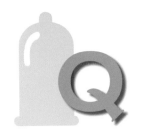

陰莖異正勃起
會引起陽痿嗎？

　　異正勃起發生後，幾乎無法自行緩解。尤其是低流量型異正勃起也就是缺血型，如果沒有及時處理或是處理不當，很容易就會造成陽痿等後遺症。

　　這是因為海綿體形成血栓，造成壞死以及纖維化之後，陰莖就失去勃起的能力，導致永久性陽痿的發生。而且預後較差，患者除了生理上的疾病之外，還可能會產生嚴重的精神創傷。

　　陰莖異正勃起超過 4 小時以上，海綿體內的壓力就會有明顯的改變，血液黏稠度會增加，並且逐漸形成血栓，陰莖呈現半硬性勃起；如果持續異正勃起 24 小時，血栓會造成海綿體組織壞死以及纖維化，最後就演變成永久性陽痿。

　　由此可知，異正勃起屬於急症的一種，應該要儘速就醫，迅速恢復海綿體靜脈回流的機制，減少勃起組織的損害，以免造成終生的遺憾。

陰莖異正勃起的
診斷要點有哪些？

異正勃起的診斷要點有：

病史

患者的病史有助於發現陰莖異正勃起的原因，所以問診時要特別注意勃起發生時的症狀，以及勃起持續的時間；此外，醫師也會確認患者是否有使用血管活性藥物海綿體內注射的病史。

勃起持續的時間及症狀

在沒有性衝動的情況下，陰莖海綿體呈現持續性疼痛勃起，而且尿道海綿體和龜頭柔軟，症狀持續超過四小時以上時，可診斷為異正勃起；此外，如果在性行為之後，陰莖仍然堅硬挺立，並且持續一段時間，陰莖海綿體明顯脹痛無法忍受，則可以確診為異正勃起。

鑑別分型

低血流量型陰莖異正勃起常持續數小時，而且會因為組織缺血造成陰莖勃起堅硬疼痛；高血流量型的異正勃起很少發生疼痛的症狀，而且陰莖無法達到完全勃起的硬度，通常患者有會陰或陰莖外傷病史。

陰莖異正勃起診斷要點

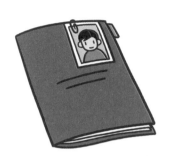

患者病史

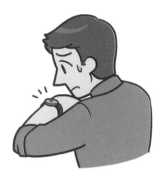

症狀與持續時間

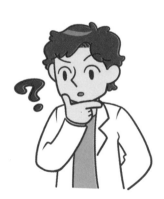

判別類型

異正勃起通常無法自行緩解，因此需透過醫師的診治，才能早日恢復健康。

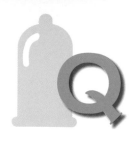

發生異正勃起後
如何採取急救措施？

　　發生異正勃起時的緊急措施有哪些？步驟如下：

1. 當發生時，在到達醫院之前，可以用冰袋冷敷陰莖。

2. 到達醫院後，在急診若經過病史詢問及理學檢查，懷疑為異正勃起時，則應先抽取陰莖海綿體的血液進行分析，確認是否為高流量型或是低流量型。

3. 發病初期，可以在海綿體內注射血管收縮劑，例如：阿拉明（Metaraminol）等，使海綿竇收縮而血液迅速排出；如果注射之後無法使勃起消退，可使用較粗的針頭穿刺抽血，並且採用含血管收縮劑的液體灌洗，使陰莖達到疲軟。

4. 如果以上的方法都無效，最後只能採取血液分流手術，但是手術方式有可能會導致陽痿的發生。

5. 患者如果出現無法排尿的情形，則需要進行導尿。

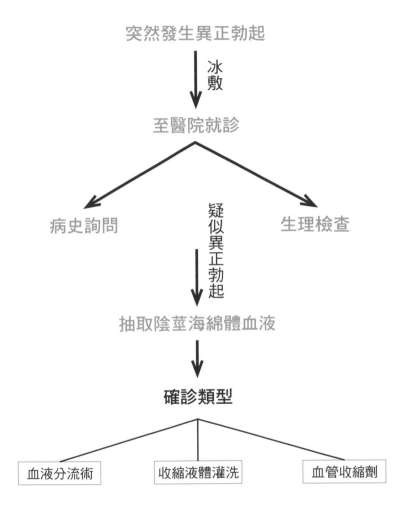

發生異正勃起的緊急流程

突然發生異正勃起

↓ 冰敷

至醫院就診

病史詢問　　　　疑似異正勃起　　　　生理檢查

↓

抽取陰莖海綿體血液

↓

確診類型

| 血液分流術 | 收縮液體灌洗 | 血管收縮劑 |

發生異正勃起的狀況時，可藉由以上指示，儘快至醫院治療。

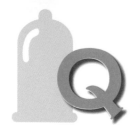

陰莖異正勃起的手術適應症是什麼？成功關鍵又是什麼？

在何種情況之下應該進行手術治療？發生異正勃起，如果就醫治療經過 24 小時之後，陰莖異正勃起的現象沒有好轉，陰莖海綿體將會發生不可逆的纖維化，提高陽痿的機率。此時，如果患者沒有全身性感染或下泌尿道細菌性感染的情況，應該及早進行手術治療。

要提高手術治療的成功率，應該在陰莖海綿體尚未形成血栓之前；也就是說，在異正勃起發生初期如果經過保守治療無效，就應該要考慮手術治療。一般來說，在早期透過手術治療的患者，通常都能恢復正常的性功能。

進行手術治療，主要有以下幾個目的：

清除瘀血

盡快解除海綿體血栓的情形，恢復陰莖海綿體的血液循環，使鬱積在海綿體中回流受阻的血液分流到另一個靜脈系統之中。

解除勃起現象

藉由手術減少陰莖動脈的血液供應量，使陰莖恢復鬆軟，解除異正勃起的現象。

恢復性功能

如果患者確診為高流量型陰莖異正勃起，通常在治療之後，都可以恢復正常的性功能，手術對於這一型尤其適宜。

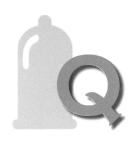

異正勃起的
手術治療方式有哪些？

　　治療異正勃起的手術方式常見的有以下四種：

陰莖頭—陰莖海綿體分流術

　　這是目前採用最多的分流手術，最常見的做法是經龜頭刺口達陰莖海綿體白膜，造成分流口，然後縫合龜頭切口，通常會作成雙側分流，甚至多處分流。這種手術方式簡單、實用，而且在直視下操作，能提供較大分流，也可以避免陽痿的發生，因此是手術治療原發性異正勃起的首選方式。

陰莖海綿體—尿道海綿體分流術

　　在正常情況之下，陰莖海綿體和尿道海綿體可以將血液分別引流入各自的回流靜脈，但是當發生陰莖異正勃起時，這些功能會發生障礙，為了增加回流，可以考慮進行此分流術。陰莖海綿體—尿道海綿體分流術所採用的方法，是切開陰莖海綿體，擠出粘稠瘀血，並且使用肝素鹽水反覆沖洗之後，在靠近陰莖海綿體切口附近切開尿道海綿體，然後縫合兩切口前後壁，作成一個通道，使陰莖海綿體部分血流回流入尿道海綿體。

　　這種手術簡單，而且效果較好，患者於術後 1 ～ 3 個月即可部分或是完全恢復性功能，但是在手術中應該要小心避免損傷尿道，造成尿道皮膚瘻管、海綿體尿道瘻管以及尿道狹窄等併發症。

大隱靜脈——陰莖海綿體分流術

這種手術是將大隱靜脈的近端與陰莖海綿體白膜切口作吻合，然後將遠端結紮，使海綿體血液分流入大隱靜脈。這種手術雖然簡單，但如果術後靜脈回流過多，可能會出現陽痿，術後若因為回流過多而發生陽痿時，可以將大隱靜脈結紮，就可能恢復勃起功能。

陰莖背靜脈——陰莖海綿體分流術

陰莖背靜脈——海綿體分流術也就是將陰莖背淺或背深靜脈的遠端結紮，並且將近端與海綿體進行吻合，達到分流之目的。

由於陰莖背靜脈管徑較小，因此在陰莖勃起的狀態之下進行手術比較困難，通常需要技術熟練、經驗豐富的醫師執刀，甚至還要藉助顯微手術，所以一般不常採用這種手術。

雖然分流術的療效對於陰莖異正勃起是一種有效的方式，但是建議在發生 24 小時內先採取保守治療，在其他治療方式無效之後，再考慮進行分流手術治療。

此外，分流手術麻醉的方式分為局部麻醉與腰部麻醉，這兩種方式各有利弊，在選擇麻醉方式時，除了考慮患者本身的體質狀況之外，還要將醫師的習慣與技術純熟度列入考慮。

最後，接受分流手術的患者在術後要進行抗生素治療，以免因為感染而影響手術的成果。

PART

9

性慾異常

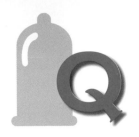

什麼叫性慾？
怎樣判斷性慾是否正常？

　　性慾指的是想要進行性行為的慾望，這種慾望通常會透過體內外的各種性刺激引起性興奮而產生。

　　在兩性關係中，性慾是必然的生理現象，同時也是人類延續後代的本能反應。

　　雖然每個人都會有性慾，但是個別的差異很大，並沒有一個統一的衡量標準；同時性慾也會隨著年齡、健康狀況、精神狀態、外在環境、感情因素或是性生活經驗而有所不同。

　　那麼，如何判斷性慾是否正常呢？每個不同個體的性慾應該從經常的性生活進行衡量，而不是個別的情況之下，所發生的現象。因此，當患者因為性慾改變而就醫時，醫師會先針對以往的性生活以及病史進行問診，並且要先了解目前性生活的次數改變的情形，經過檢查之後，才能確診是否為性慾異常。

男性的年齡與性慾

年齡（歲）	性需求
15-19	對異性充滿好奇與幻想。
20-30	性需求巔峰期，易興奮、快感強。
31-40	性能力下降、性控制能力變強。
41-50	性需求降低、性興奮遲緩，性經驗豐富。
51-60	性需求逐步減少。
61-70	性功能退化，改為頻率較少的性生活。
71以上	性需求減少，極少量性生活。

性慾是生理的正常反應，但性慾會隨著年齡的增長而改變。

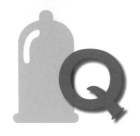

什麼是性慾異常？

　　所謂性慾異常通常分為兩種類型，一種是性慾旺盛，或是性慾亢進，這類是臨床上比較少見；另一類則是性慾低下或是無性慾，這類則臨床上較常見。

　　一般來說，只有長期在適當刺激下無法引起性慾、性慾低下或是性慾亢進，才會被認為性慾異常。

　　性慾低下指的是性幻想和對性活動的慾望，長期持續不足或是完全缺乏，性行為表現水準降低以及性能力減弱，這種性慾受到不同程度抑制的狀態，通常會造成患者身心的痛苦，而且還會影響夫妻之間關係，是常見的性功能障礙之一。

　　造成性慾低下的原因很多，包括生理、心理、社會、文化、教育等多方面的影響，主要的表現為對於一切性刺激、性行為缺乏興趣，幾乎沒有性衝動。

　　性慾亢進指的是性慾過分旺盛和強烈，在臨床上會出現性興奮頻繁、迫切性行為、性交時間長等症狀。一般來說，如果是新婚或是久別重逢的夫妻出現這些情形不算奇怪，但是如果是在正常的情況之下，常感到性慾不滿足，要求多次性交等情形，就可以認定為性慾亢進。

　　性慾亢進的判斷很主觀，通常是由患者主訴，而且容易與不射精症、陰莖異正勃起、性變態等疾病互相混淆；此外，由於夫妻雙方對於性知識的認識與對性生活頻繁的認知會有落差，也可能會被誤認為是性慾亢進。因此，醫師在問診時，應

詳細了解患者夫妻對性知識的程度、是否有外界性刺激介入，例如：色情影片、書籍等，同時對於患者的性生活頻率、時間長度、是否每次都能達到性高潮射精等問題，都應該列入問診的範圍。

性慾異常的現象

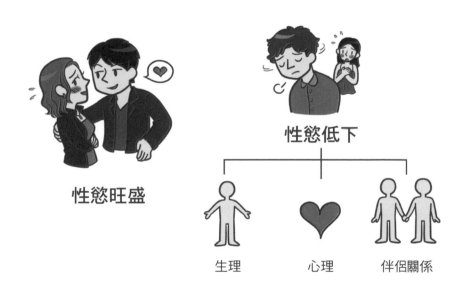

性慾低下

性慾旺盛

生理　　　　心理　　　　伴侶關係

性慾異常分為兩種情況，不論性慾過多或甚少，都是不健康的狀態。

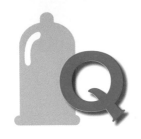

如何理解 「性的增齡性變化」？

　　性功能除了受到人體內神經、內分泌系統的調節，同時還要加上生殖系統、運動系統、呼吸系統等參與下才能順利完成，此外，還會受到「性的增齡性變化」的影響。

　　所謂「性的增齡性變化」是指從早期性成熟到青壯年的高峰期，性功能和其他器官一樣，會隨著年齡增長而逐漸衰退，而且對於性的要求也會逐漸降低，這種現象是性老化的正常現象。

　　「性的增齡性變化」主要是因為睪丸功能衰退，雄性激素分泌減少，造成性慾低下。因此，中、老年人因為睪丸功能衰退，在性刺激之後，陰莖勃起需要的時間較長，勃起的堅度也較弱。但是，由於不同人種、不同時期以及不同的外在條件之下，個體的性反應會有很大的差別，因此對於性慾低下的確診，以及性慾低下程度的認知，必須要透過問診及詳細的檢查，才能進一步判定。

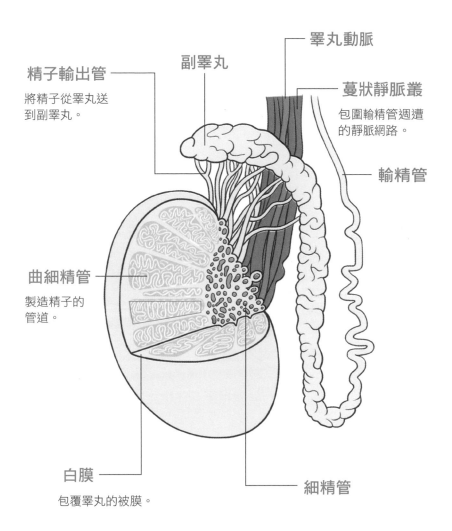

圖解睪丸構造

睪丸動脈

副睪丸

精子輸出管
將精子從睪丸送
到副睪丸。

蔓狀靜脈叢
包圍輸精管週遭
的靜脈網路。

輸精管

曲細精管
製造精子的
管道。

白膜
包覆睪丸的被膜。

細精管

睪丸有兩個主要功能，製造精子和分泌男性荷爾蒙。

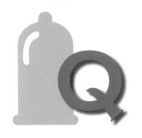

性慾高潮與性慾低下？

性高潮指的是在性行為或是性反應過程中，所累積的性張力在瞬間釋放，導致骨盆區肌肉發生有節奏性伸縮，同時還會感到性愉悅。男性與女性所感受到的性高潮受自律神經系統控制。

當性高潮發生時，常會伴隨著其他情不自禁的行為，包括身體多處肌肉產生痙攣，愉快滿足感。當性高潮階段結束之後，會有緩和放鬆的感覺，主要是因為神經系統分泌的催產素及促乳素，有類似腦內啡的作用機制。

男性在性交過程中，陰莖部位，尤其是陰莖頭部因為反覆摩擦刺激會伴隨快感，同時沿感覺神經將刺激衝動傳向位於腰部脊髓的射精中樞，當性興奮達到一定程度時，包括陰莖局部乃至於全身都會出現明顯的欣快感，當射精中樞因為達到一定程度的興奮，出現射精反射，將精液排出體外，這時候性慾與快感都會達到高潮。男性在射精過後，陰莖進入消褪期，恢復疲軟，性興奮也會同時消退。

性慾低下目前還沒有統一的定義，也沒有可以客觀量化的評估指標，因此可能會有不同的診斷標準和判斷方法。

一般來說，除了因為年齡增長而出現性慾衰退之外，與同年齡正常性慾表現不符的性慾都屬性慾異常。性慾低下患者的性交頻率低，通常的主訴是不論隔多長時間不與妻子同房也沒有性需求；或是對性行為完全沒有興趣，只有在配偶主動要求

時，才會偶爾配合進行性行為。

　　性慾低下的病因非常複雜，目前大多根據病因，可以分為功能性、以及器質性病因兩種。

　　性慾低下常與其他性功能障礙同時發生，並且互相影響。例如：性慾低下患者常伴有勃起功能障礙或是早洩的現象。

　　當患者就診時，醫師應詢問病史，以及進行詳細的檢查，有助於發現患者是否有器質性疾病，再加以治療；同時，就診時醫師對於夫妻雙方的生活方式也應進行了解，包括夫妻關係、患者有無不良性經歷和性刺激、性生活史、患者對性的期望，以及是否有精神疾患的可能性。

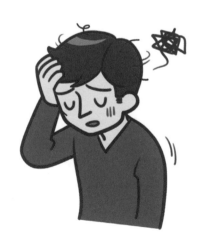

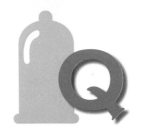

功能性性慾低下是怎樣發生的？

導致男性性慾低下的病因很複雜，不論是嚴重的全身性疾病、慢性疾病、過度疲勞，都可能會使性興奮減弱，導致性慾低下。這類器質性性慾減退大多是病變的早期徵兆，而且通常會伴隨其他的性功能障礙。

功能性性慾低下主要的原因與中樞神經性抑制、脊髓功能失調、以及性的增齡性變化有密切關係。

中樞性抑制

大腦是人類精神活動的中樞，當在大腦中樞系統的抑制增強時，同時也會出現以下幾種性抑制的現象。

性興奮受到抑制

由於工作、學習壓力造成緊張，或是因為忙碌而過於勞累，使個人私生活受到干擾，影響神經系統的功能，逐漸對性生活冷淡，造成性慾低下或是無性慾。通常，在生活品質獲得改善，得到充足休息之後，便可以恢復正常。

缺乏性高潮

有些患者因為缺乏基本的性知識，在幾次性行為失敗之後、或是自慰而造成心理壓力，或性行為之後不射精，無法享受性高潮，因而逐漸對性生活的要求減低，甚至完全缺乏。

心理因素

　　心理、情緒因素也是性慾低下常見的原因。大多見於過度悲傷、憂慮、憤怒，或是受到強烈的精神刺激等，情緒失衡很容易發生性慾減低的現象。

　　此外，當配偶外遇或是夫妻感情不睦時，也容易出現性慾低下的情形；有些妻子長期未獲得性滿足，或是因為害怕懷孕、厭惡射精後的不潔等，多次拒絕性行為，也會造成男性性慾低下。

　　有些老年人因為心理上認為老年人不應對性生活有興趣，因而產生厭惡感，造成性慾低下。

脊髓功能失調

　　造成脊髓功能失調的主要原因，包括：過度頻繁的性行為、手淫、情慾放縱等，由於長時間持續的不正常性行為，因而導致脊髓中樞失調的現象。

年齡因素

　　隨著年齡的增長，性能力也會正常的衰退，臨床上為勃起時間延長、精液射出減弱，同時性交頻率也會呈現遞減的趨勢，但是這些變化並不代表性慾或性需求就會減退的原因。

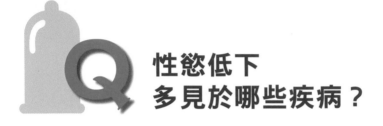

性慾低下
多見於哪些疾病？

幾乎所有嚴重的全身性疾病、慢性疾病或是重度疲勞都會引起性慾低下。實際上，這一類患者最終都會出現勃起障礙或是射精障礙，而性慾減退只是病變的早期表現。

全身性疾病

所有嚴重的全身性急病、慢性疾病，例如：肝硬化、慢性腎功能衰竭、慢性活動性肝炎、腦部腫瘤等全身性疾病，會破壞身體正常的代謝，導致患者生理及心理上的衰竭狀態，因而伴有性慾的減退、缺乏；此外，遺傳性及營養性疾病也會引起性慾低下。

男性生殖系統疾病

陰莖發育不全、陰莖硬結症、包莖等生殖器官疾病，時常會造成心理及生理的障礙，導致性交困難或是無法性交，長期下來便會發生性慾低下，甚至無性慾的情形。

內分泌疾病

各種內分泌疾病是人類的多發病，也是引發器質性性功能障礙的常見原因。例如生殖腺功能低下、甲狀腺功能低下或亢進、腎上腺皮質疾病、腦下垂體疾病等都會導致性慾減退。此外，引起生殖腺功能低下的疾病，例如先天性睪丸發育不全症候群、無睪症、透納氏症候群、下丘腦蝶鞍上腫瘤等，這些疾

病都可以直接影響睪丸、下丘腦、腦下垂體的功能，因此影響睪丸的功能，導致雄性激素分泌減少，進而使性慾低下。

性慾低下的可能疾病

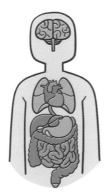

全身性疾病

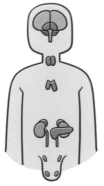

內分泌疾病

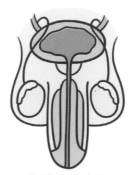

生殖系統疾病

較嚴重的全身性疾病都會影響患者的性慾，
而患者的心理狀態也會跟著影響。

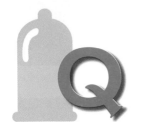

哪些口服藥物
會引起性慾低下？

臨床上有許多藥物被證實會造成性慾低下、射精異常、及陽痿等性功能障礙，包括：

抗高血壓藥

幾乎所有抗高血壓藥物，都會引起不同程度的性慾低下等，性功能障礙的副作用。

精神系統藥物

這類藥物副作用與抗高血壓藥物相似，例如 α-甲基多巴（Methyldopa）。

心血管藥物

心血管藥物如：可樂寧（Clonidine）、冠心平（Clofibrate）、心得安（Propranolol）、利血平（Reserpine）、苯妥英鈉（Phenytoinum Natricum）等，也都有可能引起性慾低下的副作用。

其它藥物

而其他，例如抗過敏的抗組織胺藥物、利尿劑安體舒通（antisterone）、治療淋巴瘤藥物長春新鹼（Vincristine）、以及抗雄性激素（antiandrogen）等，都可能會誘發性慾低下的症狀。

濫用藥物

至於海洛因、美沙酮（Methadone）、大麻、酒精中毒等，也都是會引起性慾低下。

會影響性慾的疾病

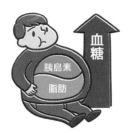

糖尿病

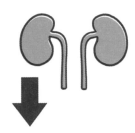

腎功能衰竭

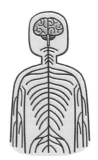

神經系統異常

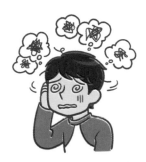

精神疾病

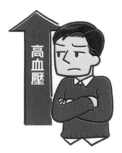

高血壓

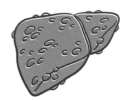

肝硬化

任何藥物問題或是長期身體狀況不佳，都會降低一個人的性慾。

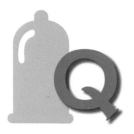

哪些錯誤的想法易在性生活中引起性慾低下？

在性生活中，以下幾種想法會造成負面影響並且很容易引起性慾低下的症狀：

認為性高潮是必要的

有些人認為性行為最後一定要達到性高潮，如果沒有性高潮則是不完整的性行為。其實這種想法會使性行為失去意義，由於每一次性行為都會因環境、生理、心理狀態而不同。夫妻之間的性生活涵蓋的範圍很廣泛，從言語上到彼此的觸摸、接吻、擁抱，都屬於性生活的一部分。

不願意適度調整性生活方式

有些人習慣固定形態的性生活模式，不願意視情況調整性生活，一旦改變就會覺得不舒適，或無法達到性滿足，因此發生性慾低下的情形。

對性生活有先入為主的觀念

有些人因為婚後初次的性行為品質不佳，無法達到性高潮或無法令伴侶達到性高潮，因此認為自己的性能力不足，從此對性生活性趣缺缺，因而導致性慾低下。

如果患者因為錯誤的想法而導致性慾低下，就診時醫師應該反覆向患者說明這些想法不甚正確，而是患者本身對性觀念的誤解，同時幫助患者解除顧慮，充分進行性知識的灌輸，增加信心。

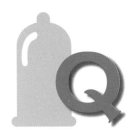

性慾低下的 診斷要點是什麼？

　　在治療性慾低下之前，醫師會先以問診的方式了解病史，同時詢問患者及配偶的性生活情況，對於患者夫妻間的矛盾加以分析，之後進行必要的體檢及實驗室檢驗，最後才會做出合理的確診。

詳細詢問病史

　　性慾低下患者就醫時，醫師會先針對患者的全面情況進行了解。一般病史包括患者的年齡、受教育程度、職業；同時會詢問患者的性生活史，包括性慾、勃起、性交頻率、性交持續時間、有無性高潮等，尤其是患者對於自身的性功能障礙認知的程度，以及性行為表現的自我評價、與配偶之間性關係的滿意度；此外，患者與配偶對目前存在的性問題的認知程度，以及親密程度等，都是醫師藉以了解性慾低下的癥結點。

身體檢查

　　除了全身檢查之外，會特別著重在外生殖器的檢查，了解陰莖發育是否出現畸形，睪丸大小、硬度，副睪周圍有無硬結，以及有無陰莖海綿體疾病，有無腹股溝疝氣或是鞘膜積液等。

　　同時也應該確認患者是否有其他會引起性慾低下的疾病、年齡、藥物等因素。性慾減退可能單獨存在，也可能與其他性

功能障礙問題互為因果，因此在檢查時都應該要考慮。還有，醫師也會進行神經系統的檢查，注意脊髓部位有無出現異常的現象。

包括基礎新陳代謝檢測、血糖耐量試驗以及血液睪固酮檢測等。

良好性生活的六大關鍵

雙方溝通	正常性知識	尊重對方
勿過度追求高潮	適當環境	健全生理

良好性生活的關鍵，最重要還是在於與伴侶間的互動，互相體諒、配合才是最佳的處理方式。

如何鑑別功能性與器質性的性慾低下？

功能性與器質性的性慾低下的區分，可以使患者更加了解性慾低下的性質、程度，同時在臨床治療上也較能提供醫師確診的依據。

分類 項目	功能性性慾低下	器質性性慾低下
病史	患者大多有心理上的因素	有生殖器疾病史，例如：外傷、手術、慢性疾病或服用藥物等
病程	病程反覆，當誘發性慾低下的病因解除，症狀也會得到緩解	病程會持續以及反覆，而且不能恢復到正常的狀態
病情	輕	重
生殖器局部	生殖器官沒有改變，陰莖在夜間會出現勃起的現象，檢查結果正常	大多有生殖器官或神經系統異常的症狀，陰莖無夜間勃起現象
內分泌檢查	無異常	有改變
結婚或心理因素治療	容易接受治療	無效

器質性性慾低下的原因

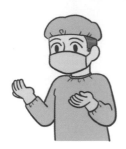

手術

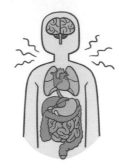

慢性疾病

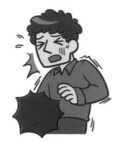

外傷

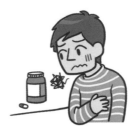

藥物

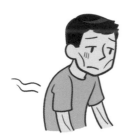

營養不良

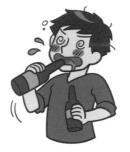

酒精中毒

器質性性慾低下可分為疾病性和藥物性兩大類，
而診斷關鍵在於尋找病因，治療病因。

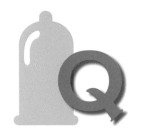# 什麼是男性更年期（男性荷爾蒙低下症）？

　　診斷男性荷爾蒙低下症必須符合 2 項條件，即血中睪固酮必須低於正常，另一項是病患必須有相關的症狀。診斷上，醫師會先進行病史問診、臨床症狀評估、理學檢查以及抽血檢查。根據台灣男性學醫學會的統計，約有 27% 的台灣中老年男性，有睪固酮過低的情形，稱為男性荷爾蒙低下症，俗稱男性更年期。

　　睪固酮的正常濃度在 300~1,100 ng/dl，男性自中年以後，以每年 1 ～ 2% 的速率慢慢降低，當下降到正常值以下，各個器官包括腦部、骨骼、肌肉、皮膚到內分泌系統，及各種生理功能包括認知、運動、造血、性功能等都可能受到影響，性慾也會隨之低下。

　　若是符合睪固酮低下症的診斷標準，醫師就會建議睪固酮補充療法。

　　國內已有多種劑型可供選擇，包括塗抹凝膠、口服藥錠和注射針劑。凝膠每天塗抹一次、長效型針劑每 3 個月肌肉注射一次，安全性高，均不會有肝臟功能不良效應。

　　補充睪固酮時，建議先進行 3 個月的療程，將睪固酮濃度維持在正常範圍。3 個月後再評估各項健康指標，並持續監測攝護腺特定抗原指數（PSA），肛門指診以及血球容積比的變化。

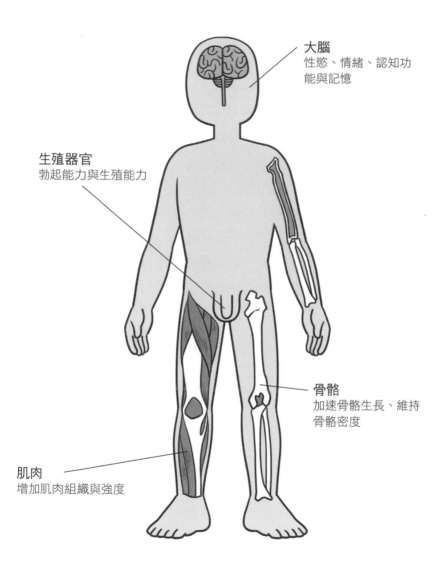

睪固酮與身體重要器官的關係

大腦
性慾、情緒、認知功能與記憶

生殖器官
勃起能力與生殖能力

骨骼
加速骨骼生長、維持骨骼密度

肌肉
增加肌肉組織與強度

性慾低下的
治療原則有哪些？

治療性慾低下要遵守下列這些原則：

找出病因

所有的治療最重要的第一步驟都是找出病因。因為唯有了解誘發性慾低下的病因之後，才能針對病因進行適當的治療，使患者得到有效的緩解或治癒。

心理建設

大多數的性功能障礙患者都需要進行心理方面的治療。從性觀念上的改變，加上言語、態度上的關心，幫助患者重新調整性觀念，同時建立信心，更加積極主動配合治療。

調整內分泌系統

對於因為大腦皮層和脊髓功能失調所導致性功能低下的患者，應該停止房事或避免性生活一段時間，使身體可以調節，經一段時間休息後，可重建新的性興奮點，增強性慾。

適當的藥物治療

某些藥物可以產生一定的療效，但是前提是必須在醫師的指導之下進行合理的藥物治療，常見用於治療性慾低下的藥物，包括：睪固酮等雄性激素類藥物。

改善夫妻關係

　　性慾低下治療的重點之一是改善夫妻之間的關係，找出兩人對於性生活的偏見，或是對於性知識不正確的看法，消除心理因素造成的緊張和顧慮。在醫師的指導下，注意彼此的溝通技巧，夫妻同時配合持續治療，性慾低下的症狀通常都可以得到改善或治癒。

治療原則

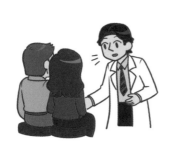

找病因

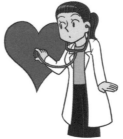

心理建設

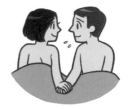

調整內分泌

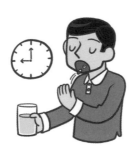

藥物治療

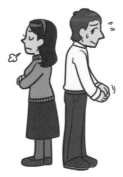

改善夫妻關係

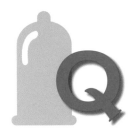

性慾亢進
需與哪些疾病鑒別？

　　在診斷性慾亢進的過程中，醫師會詢問患者在婚前及婚後對性的認識，是否經常接觸外界刺激，例如色情小說、影片等，因而引起性興奮的情況；同時，了解患者性生活的頻率以及性交的持續時間，夫妻在性生活中是否有相互影響的因素存在。

　　基本上對於性慾亢進的診斷要點是夫妻之間的性行為，是否男性性慾強烈，性交過於頻繁？

　　此外，臨床上對於性慾亢進的確診，還必須要進行血液激素測定，檢查血液中的雄性激素或是雌激素是否高出正常數值，以便於與內分泌疾病、腦下垂體或性腺疾病、精神疾病等相鑑別。

　　以下列出可能與「性慾亢進」混淆的病症：

不射精

　　性慾亢進患者雖然有頻繁的性行為，但是每次都能完成性交的全部過程；不射精症患者則可能有性交頻繁或性交時間過長的現象，但是無性高潮和射精，也就是不能完成性交的全部過程。

性變態

　　屬於性心理異常的一種，性變態患者可以有頻繁的性興奮

和性衝動，特點是激起患者性慾與性慾滿足的物件、方式等，和常人的性活動不同，性變態患者通常以偏離正常的方式得到性滿足，例如：戀物癖、露陰癖等。

陰莖異正勃起

陰莖異常勃起，大多發生在性交之後，陰莖疼痛性勃起，而且會持續一段時間，屬於急性發病，並且可能會造成永久性陽痿的後遺症。

性犯罪

性犯罪的目的明顯，而且通常是有計劃、預謀，以侵害婦女來達到自己的性滿足。強姦、甚至姦殺等案件，都屬於性犯罪。

精神病

患者在意識障礙的情況之下，所發生的性表現異常。這類患者出現的性慾亢進是否是因為精神疾病的因素，必須經過精神科醫師鑑別才能確定。

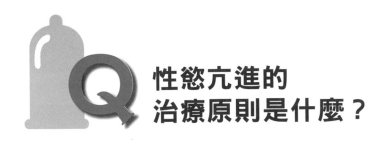

性慾亢進的治療原則是什麼？

治療性慾亢進必須遵守以下幾個原則：

治療原發疾病

針對誘發性慾亢進的原發性疾病進行治療。例如：腦下垂體腫瘤、性腺腫瘤等，當原發疾病得到緩解或是治癒時，性慾亢進的現象也會隨之解除。

生活規律

維持規律的生活起居作息，除了上班之外，也應該注重休閒時間的安排，鼓勵患者參加各種有興趣的活動，使生活的內容更加充實，轉移患者對性的注意力。

避免不當的性刺激

必須避免接觸會引起性刺激的情色書刊、言情小說或是色情影片等，藉此減少性衝動；同時，患者也應該要避免過度的手淫。

心理療法

在醫師的指導下進行心理治療，並且根據患者的個別狀況採用鎮靜藥物、抗焦慮劑、或是性激素等藥物治療的方式，抑制性慾、或是消除心理因素引起的亢進，以及緊張、恐懼、焦慮等情緒。

適當的運動

　　適當的運動可以避免性腺過度活躍、以及頻繁的陰莖勃起。選擇適合自己的運動，並且持續地進行鍛鍊，不但能保持身心健康，也能避免性慾亢進的情形發生。

性慾亢進的治療原則

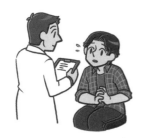

針對疾病治療

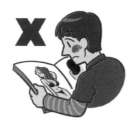

避免不當的性刺激

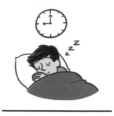
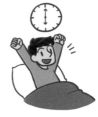

規律的生活

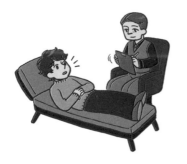

心理治療

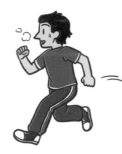

適當運動

治療性慾亢進通常不會採取單一治療方法，大多採用多模式綜合療法。

結語

　　性功能障礙是男人從青春期到年老期都可能發生的問題，其障礙包含了性慾、射精、勃起功能障礙等。因此當你發現自己的身體狀況開始出現問題時，就應該立即尋求醫療資源，以避免症狀越來越嚴重。若因礙於面子，遲遲不及早就醫，只會讓身體不愉快，性生活更不愉快，而伴侶間的相處自然也會少了激情與熱情。

　　另外，根據調查（台灣勃起功能障礙諮詢暨訓練委員會的電話訪問），國內 40 歲以上的男性勃起功能障礙的整體發生率約 25％，且隨著年齡的增長，勃起功能障礙發生率也跟著提高，在 40 ～ 49 歲間，發生率 16％，但到了 70 歲以上盛行率則可達到約 55％。

　　請記得性功能會隨著年齡的增長而退化，陰莖對性刺激的敏感度降低等，都是正常老化的現象，千萬別因此對自己感到失望。

　　本書所列出的治療方法，希望能為廣大的男性同胞謀福利，解答性功能障礙的所有疑問，幫助患者重回性福人生。如果您對治療方法與其他症狀有所疑惑，請至醫院或診所詢問，切勿一味相信網路資訊。若此書所涵蓋的病症有疏漏的部分，還請各位不吝賜教。祝福大家性功能正常，性福滿滿、健康快樂、順心如意。

國家圖書館出版品預行編目資料

男人的性功能與保健：性功能保養不必大聲說，
但一定要小心呵護！/ 黃一勝著.

-- 二版. -- 臺中市：晨星, 2021.06

面；　公分. --（專科一本通；22）

ISBN 978-986-5582-99-9（平裝）

1.性功能障礙　2.泌尿生殖系統疾病

415.856　　　　　　　　　　　110009298

專科一本通 22

男人的性功能與保健：
性功能保養不必大聲說，但一定要小心呵護！

填回函，送 Ecoupon

作者	黃一勝
主編	莊雅琦
編輯	吳怡蓁、莊雅琦
校對	黃一勝、莊雅琦、林孟侃
美術編輯	曾麗香、黃偵瑜
內頁繪圖	腐貓君
封面設計	王大可

創辦人	陳銘民
發行所	晨星出版有限公司 台中市 407 工業區 30 路 1 號 TEL:（04）23595820　FAX:（04）23550581 E-mail:health119@morningstar.com.tw http://star.morningstar.com.tw 行政院新聞局局版台業字第 2500 號
法律顧問	陳思成律師
初版	西元 2016 年 06 月 20 日 西元 2021 年 07 月 06 日

讀者服務專線	TEL:（02）23672044 /（04）23595819#230
讀者傳真專線	FAX:（02）23635741 /（04）23595493
讀者專用信箱	service@morningstar.com.tw
網路書店	http://www.morningstar.com.tw
郵政劃撥	15060393（知己圖書股份有限公司）
印刷	上好印刷股份有限公司

定價 350 元
ISBN 978-986-5582-99-9

Published by Morning Star Publishing Inc.
Printed in Taiwan.
All rights reserved.